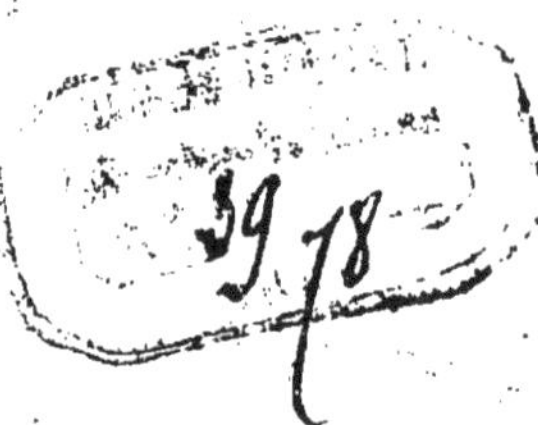

ANATOMIE CHIRURGICALE

LES RÉGIONS CLASSIQUES DU CORPS HUMAIN

PAR

LE Dr FÉLIX CHAVER[illegible]

Ancien Aide d'Anatomie

Deux fois lauréat de la Faculté de Montpellier (Prix de 4e an[illegible]ONNÉ)

Médaille de bronze (Académie de Médecine)

Ancien Chirurgien Chef Interne des Hôpitaux d'Ai[illegible]

AVEC UNE INTRODUCTION HISTORIQUE

PAR

LE PROFESSEUR BOUISSON

DOYEN DE LA FACULTÉ DE MONTPELLIER

« Le but de l'anatomie topographique
« est d'éclairer la pathologie. »

PÉTREQUIN.

PARIS

G. MASSON, ÉDITEUR, RUE HAUTEFEUILLE[illegible]

AIX

A. MAKAIRE, LIBRAIRE, RUE PONT-MOREAU, 2

1878

ANATOMIE CHIRURGICALE

—

LES RÉGIONS CLASSIQUES

DU

CORPS HUMAIN

PUBLICATIONS DU MÊME AUTEUR

Notice sur l'ophthalmoscope du docteur Galezowski.

Diagnostic différentiel des maladies du tissu irido-choroïdien.

Etude sur les causes et la nature de l'héméralopie.

Prophylaxie de la petite vérole à l'usage des gens du monde.

Nouvelle méthode de réduction de la hernie étranglée.

ÉTUDES HISTORIQUES.

La vie et les manuscrits du docteur Tournatoris (2e édition), (biographie provençale).

La mort d'Hippocrate (légende).

Deux médecins et un spagyrique à Aix en l'an 1600.

Testament de Jacques de la Roque, fondateur de l'hôpital Saint-Jacques d'Aix (1532). Texte latin avec traduction en regard. — Specimen paléographique.

Le botaniste Garidel.

Lieutaud, médecin de Louis XVI.

Aix. Achille Makaire, imprimeur, rue Pont-Moreau, 2.

ANATOMIE CHIRURGICALE

LES RÉGIONS CLASSIQUES

DU

CORPS HUMAIN

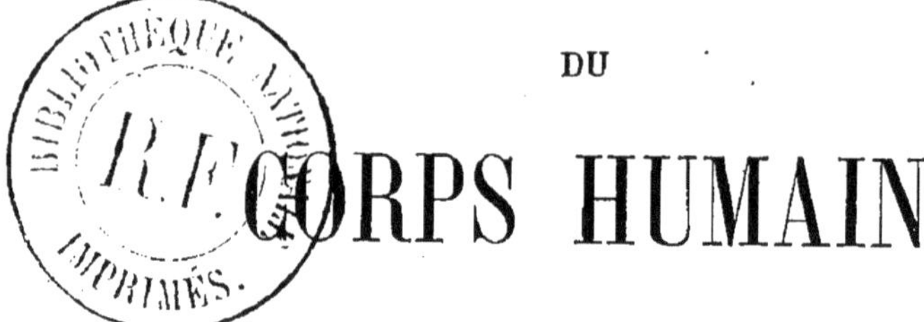

PAR

LE Dr FÉLIX CHAVERNAC

Ancien Aide d'Anatomie

Deux fois lauréat de la Faculté de Montpellier (Prix de 4e année et Prix Donné)

Médaille de bronze (Académie de Médecine)

Ancien Chirurgien Chef Interne des Hôpitaux d'Aix

AVEC UNE INTRODUCTION HISTORIQUE

PAR

LE PROFESSEUR BOUISSON

DOYEN DE LA FACULTÉ DE MONTPELLIER

« Le but de l'anatomie topographique
« est d'éclairer la pathologie. »
PÉTREQUIN.

PARIS

G. MASSON, ÉDITEUR, RUE HAUTEFEUILLE, 10

AIX

A. MAKAIRE, LIBRAIRE, RUE PONT-MOREAU, 2

1878

AVANT-PROPOS

« Vidi quia feci, scripsi quia vidi. »
(St AUGUSTIN).

« *Le champ de l'Anatomie chirurgicale est assez fertile, pour que personne ne le cultive en vain ; son domaine est assez vaste pour servir d'appâts aux recherches de tout un siècle ; que chacun de nous la présente donc à sa manière.* » *(Velpeau).* Cette parole d'un si grand chirurgien m'a enhardi à poursuivre le dessein que je m'étais depuis longtemps proposé. Durant le cours de mes études médicales, j'ai été souvent frappé des inconvénients des traités d'anatomie chirurgicale qui se trouvaient entre les mains des étudiants. Les uns étaient beaucoup trop longs, trop surchargés de détails pour être fructueusement utilisés à l'amphithéâtre ; les autres étaient ou trop succints ou trop diffus ; presque tous étaient d'un prix trop élevé. Un livre, qui aurait exposé avec précision, clarté et concision les grandes régions chirurgicales et qui aurait été à la portée de toutes les bourses, était pour moi l'idéal. Je l'essaie aujourd'hui. — Si j'ai réussi, d'autres le diront. — Quoi qu'il en soit, ce sera mon excuse.

J'écris spécialement pour les étudiants laborieux qui, accroupis devant le cadavre, ont besoin d'un guide dans l'étude des grands départements anatomiques. Mon livre n'est pas destiné à supplanter les autres ouvrages sur la matière. Il en est parmi eux qui sont d'une valeur telle qu'elle est admise sans conteste par tout le monde. Le traité de M. Richet, entr'autres, est une œuvre magistrale, supérieure à tous les points de vue, consacrée déjà par plusieurs générations médicales. Ce monument, dont l'éloge serait déplacé dans ma bouche, se trouvera dans les âges futurs entre les mains de l'anatomiste et sur le bureau du praticien.

Ce que je vais exposer n'est pas le résultat des réflexions du cabinet ; j'ai disséqué maintes et maintes fois toutes les régions dont je parle et à plusieurs reprises j'ai eu l'occasion d'en faire le sujet de leçons orales. Je ne m'arrêterai pas ici à faire sentir la nécessité où sont les jeunes médecins d'avoir une connaissance raisonnable de l'anatomie chirurgicale ; les livres, qui ont traité à fond cette science, ont suffisamment démontré combien elle était utile. Tout médecin doit la connaître « *nam agitur de pelle humanâ* » comme le disait Baglivi.

L'élève préparera lui-même les régions afin de se faire une idée nette des rapports et des connexions des organes qui y sont contenus et d'apprécier sainement l'épaisseur et le nombre des couches organiques. Il se rappellera toujours ces paroles de Boerhaave : « *Qui hanc scire recusant nunquam perfecti medici et chirurgi erunt.* » Il ne se contentera pas d'une seule dissection, car l'anatomie s'apprend difficilement et s'oublie très aisément ; Viricel avait cent fois raison de dire : « *Il faut apprendre l'anatomie dix fois pour la savoir la onzième.* »

L'anatomie topographique ne peut s'apprendre ni s'enseigner dans le cabinet ; il lui faut un champ de manœuvres, l'amphithéâtre. C'est là qu'elle s'étudie et se démontre.

Je n'ai pas cru devoir intercaler des figures dans le texte. Il en est de l'anatomie chirurgicale comme de l'histoire de France qui exige cent volumes ou un seul ; or un dessin unique, si parfait qu'il soit, ne peut pas représenter une région en entier. S'il en faut plusieurs, la chose se complique. Sans être aussi exclusif que l'illustre Desault, qui frappait d'ostracisme les planches d'anatomie et les modèles en cire, je crois qu'une figure bien faite laisse une impression durable dans l'esprit du lecteur; malgré cela le cadavre sera toujours le meilleur de tous les atlas.

L'anatomie chirurgicale est une science d'origine française et c'est le maître que je viens de citer qui en a été le véritable créateur. Son génie lui fit dépasser les limites qu'avait eues jusqu'alors l'enseignement anatomique. Depuis lors cette science a imprimé une direction particulière aux recherches des chirurgiens modernes, car elle a des rapports intimes avec toutes les branches de la chirurgie. C'est une source féconde où la médecine opératoire viendra toujours puiser. Aussi Béclard a-t-il dit avec beaucoup de justesse : « Le chirurgien doit connaître si exactement l'anatomie topographique, que lorsqu'il enfonce son instrument à travers les parties, pour en atteindre une, en évitant les autres, il le dirige avec autant de sûreté que si le corps était transparent et qu'il en suivit de l'œil le trajet. »

L'ordre, que je suis dans la description des régions, est basé sur la position naturelle, c'est-à-dire l'attitude bipède, en commençant par la tête pour finir par la plante des pieds. J'ai consulté les meilleurs écrits que nous possédons sur la matière et je les ai tous mis à contribution pour contrôler mes propres assertions.

Il m'a paru intéressant de donner quelques détails biographiques sur les chirurgiens et anatomistes des siècles précédents afin que les élèves se familiarisent avec le souvenir des hommes marquants et qu'en lisant un nom propre, ils sachent à qui ils ont affaire.

Cet ouvrage m'a plongé dans une grande perplexité, lorsqu'il s'est agi de le livrer à l'impression. Verrait-il le jour? naîtrait-il viable? Terrible hésitation!

J'ai alors pensé que si un homme connu voulait bien lui donner la main et le présenter au public, ce livre pourrait affronter les feux de la rampe, et aurait quelque chance d'escalader les premiers degrés de la popularité, qui sont toujours les plus difficiles. Et quel choix plus heureux aurais-je pu faire que celui de mon premier maître? Je m'adressai donc en tremblant au savant doyen de la faculté de Montpellier. Je lui confiai mon œuvre. Lorsqu'il en eut pris connaissance, sa première parole fut pleine d'encouragements. M. Bouisson consentit à se faire le protecteur de son élève, inconnu du public, et lui a livré une préface, l'histoire de l'anatomie chirurgicale, nouveauté pour les érudits.

Mu par un sentiment de sollicitude toute paternelle, le maître a voulu en donner la primeur aux auditeurs habituels de son cours. Puis avec une abnégation complète et un désintéressement digne des temps antiques, l'illustre professeur m'en a fait le gracieux abandon. Cette page d'histoire est la résultante de longs travaux, de pratique et d'enseignement; elle sera goûtée du public médical et appréciée comme le mérite un tableau de maître.

Félix CHAVERNAC.

Aix, (B.-du-R.) 18 novembre 1877.

TABLEAU HISTORIQUE

DE L'ANATOMIE CHIRURGICALE

PAR

Le Professeur BOUISSON

Doyen de la Faculté de Médecine de Montpellier.

Discours prononcé à l'ouverture du cours d'opérations et appareils. — 6 novembre 1877.

La France possédait à la fin du dernier siècle un anatomiste à qui il a suffi, pour ainsi dire, de se montrer, pour laisser une empreinte durable dans la science et lui communiquer un grand mouvement. Cet honneur, payé d'une existence trop courte, a été dévolu à Bichat. Ses ouvrages, revêtus d'une remarquable originalité, ont ouvert une carrière nouvelle; l'anatomie générale est sortie de sa plume féconde; l'anatomie descriptive est entrée, par la manière dont il l'a comprise, dans la voie des applications, et la communauté de pensée qui le liait à Dessault, l'un des fondateurs de l'anatomie chirurgicale, permet d'inscrire son nom dans les origines de cette science. Nous pouvons donc attacher une valeur particulière à son opinion et à ses conseils.

On trouve dans le discours préliminaire de son *Traité d'anatomie descriptive* ces lignes sensées qu'il ne faudrait jamais oublier : « *Disséquer en anatomie, faire des expériences en physiologie, suivre les malades et ouvrir des cadavres en médecine, c'est là une triple voie hors de laquelle il ne peut y avoir d'anatomiste, de physiologiste, ni de médecin.* » On complèterait cette pensée de Bichat en ajoutant que faire des exercices opératoires sur le cadavre est une condition sans laquelle il ne peut se former de vrai chirurgien. Les progrès réalisés de notre temps ont confirmé cette vérité qu'il est pourtant utile de redire, et dont la mention est surtout indispensable en tête d'un cours de médecine opératoire.

Chacune des sciences physiques ou naturelles se vante de servir de base à la médecine. Il y a évidemment quelque réserve à mettre dans cette prétention ; mais l'esprit le plus sceptique ne saurait refuser à l'anatomie d'être le véritable point de départ de l'art de guérir. Sans notions anatomiques rien de solide dans cette voie. Si la connaissance de l'organisation humaine doit précéder toute autre étude médicale, il faut reconnaître que par l'intimité et la puissance de ses applications, l'anatomie conduit surtout à deux sciences dont elle n'est pas seulement le péristyle, mais dont elle fait partie intégrante. Ce sont la physiologie et la chirurgie. La première retrouve si souvent l'anatomie dans la trame des sujets dont elle s'occupe, qu'elle n'est à certains égards que sa transformation. Haller appelait la physiologie *l'anatomie animée.* Quant à la chirurgie, elle admet aussi la science de l'organisation d'une manière si intime et si habituelle dans les matières qui lui incombent, qu'on a pu non-seulement reconnaître ces rapports, mais les dériver de leur source, les coordonner, en déduire d'utiles applications et constituer par cette synthèse une partie nouvelle sous le nom d'*anatomie chirurgicale.*

C'est cette science que je désire vous faire apprécier aujourd'hui. Pour exposer son caractère, mesurer son étendue depuis sa source jusqu'à ses applications et démontrer son utilité, le moyen le plus sûr est de retracer son histoire. Un éminent chirurgien, dont l'Angleterre vante encore les mérites, Pott, qui a été à la fois un praticien et un érudit, genres de talent qui ne s'excluent pas, nous prête sur ce point une légitime autorité. Il faisait apprécier les avantages de la connaissance de l'histoire, en disant de l'histoire particulière de l'art chirurgical : « *Je n'aurais pas voulu pratiquer un art dont je n'aurais pas connu l'origine.* » Cet aveu d'un grand chirurgien est valable pour notre cause. Il nous dispense de justifier l'introduction historique que nous allons tenter.

Il y a plus de cinquante ans que parut le premier *Traité d'anatomie chirurgicale* vraiment digne de ce nom. Il était signé par Velpeau [1], qui se faisait en ce moment l'organe d'un progrès très réel et très apprécié. Riolan, il est vrai, avait eu l'intuition de cette science au XVIIe siècle. Un auteur qui vint

[1] *Traité d'anatomie chirurgicale, ou anatomie des régions considérée dans ses rapports avec la chirurgie*, 2 vol. in-8°, Paris 1825.

peu de temps après lui, Palfin [1], avait même publié un traité d'anatomie chirurgicale. Mais cet ouvrage ne portait qu'un titre heureux. Son fonds ne remplissait aucune promesse, et l'on resta même assez longtemps avant de comprendre l'importance de ce nouvel aspect des connaissances anatomiques, car c'est à peine si A. Petit, qui donna une seconde édition de l'ouvrage de Palfin, y releva les promesses du titre, bien qu'il y ait ajouté des notes intéressantes et un discours sur l'utilité de la chirurgie. On a aussi attribué à Van-Horne la notion de l'anatomie chirurgicale, sans rien établir de précis à ce sujet. Il est permis de donner une part plus méritée dans l'idée prodromique de cette science à un ancien chirurgien militaire, Durand (d'Arras) [2], à qui l'on doit un ouvrage où les rapports des opérations avec chaque partie du corps humain sont indiquées.

A vrai dire, ce fut par l'enseignement que l'anatomie chirurgicale fit sa première entrée dans le domaine encyclopédique. Desault, au témoignage de ses contemporains, l'avait introduite dans ses leçons. Il donna une forte impulsion à son étude, pendant que Bordeu et Hunter démontraient les rapports de l'ana-

1 *Anat. chirurg. ou description exacte des parties du corps humain, avec des remarques utiles aux chirurgiens,* publié en flamand 1718, en français 1726, réédité par Boudou 1734.

2 *Anatomie générale et particulière du corps humain, avec des observations chirurg. sur chaque partie.* Lille 1774, 2 vol. in-8°.

tomie avec la physiologie, que Morgagni et Lieutaud ajoutaient l'anatomie pathologique aux divisions acceptées de la pathologie générale, que Daubenton et déjà Cuvier faisaient une place à l'anatomie comparée. C'est aussi à l'école de Desault que s'est formé Bichat. Cet enseignement fut donc réellement fécond, bien que l'éminent chirurgien n'ait rien écrit sur la matière.

Bientôt des imitateurs de Desault, ou plutôt de nouveaux créateurs de l'anatomie chirurgicale, affirmèrent l'intérêt de leurs leçons par le développement imprimé à la science des rapports des organes et de leurs applications à la chirurgie. Il suffit de nommer Boyer, Dupuytren et Roux pour faire juger de l'impulsion qu'au début même de leur carrière, ces illustres praticiens donnèrent à l'anatomie chirurgicale. C'est notamment vers 1810 que cet appel de l'attention publique était fait vers des études, qu'on sentait naître et grandir sous la parole puissante des maîtres. Mais aucune formule écrite n'avait donné du corps et de la couleur aux pensées nouvelles. C'est à peine si Boyer, qui poussait à un si haut degré le sentiment de l'utile, avait réservé une place dans son traité classique d'anatomie [1] à quelques tableaux concis des organes, assemblés par région et examinés dans leurs rapports de superposition.

Le mouvement était cependant donné, et de nombreuses monographies sur des sujets limités d'anatomie chirurgicale al-

[1] *Anatomie descriptive*, t. IV.

laient en poser les premières assises. Remarquez que ce progrès était surtout français. La clarté, la méthode, l'esprit d'application qui caractérisent la science de notre pays, se donnaient carrière sur cette intéressante matière, et l'on peut dire que l'essor si hardi que prit, à dater de ce moment, l'art des opérations chirurgicales, et que la connaissance des maladies comprises dans ce domaine, marquèrent une période très-accentuée dans l'histoire scientifique de notre siècle. Ce genre d'étude était aussi entré dans une voie progressive par le soin qu'on mettait à vérifier dans les épreuves du doctorat les connaissances des adeptes. Béclard aimait à redire que le corps humain devait être transparent pour le chirurgien ; et Chaussier paraissait aux examens armé d'un long stylet, avec lequel il traversait en divers sens les principales parties du corps, en exigeant que l'élève déterminât successivement les différents plans et nommât les organes qui pouvaient se présenter sur le trajet de l'instrument. Le vénérable Jules Cloquet, l'un des rares témoins de cette époque, partageait alors les mêmes vues et annonçait une publication qui devait résumer son enseignement. Marjolin, Gerdy, Lisfranc, Bogros, Bouvier aidaient l'essor de la nouvelle science par leur participation personnelle, et c'est alors que parurent une série de dissertations qui annonçaient que la chirurgie en général, et la médecine opératoire en particulier, allaient s'appuyer sur une base solide et réaliser de nouveaux progrès. On remarqua parmi les thèses soutenues pour le doctorat ou le concours à la faculté de médecine de Paris, les dissertations des docteurs Mey et Beulac sur la région de l'aisselle, du docteur Senelle sur le membre thoracique, de Breschet sur la région crurale, de Bogros sur la région iliaque, de Lisfranc sur diverses articulations. A Montpellier, parurent les thèses du docteur Carcassonne sur l'anatomie du périnée, du docteur B. Barde sur l'anatomie du canal inguinal; à Strasbourg, on remarquà la thèse du docteur Lanctuit sur les creux sus et sous-claviculaire. Enfin et dans tous les foyers d'enseignement, parurent une foule de mémoires ou d'essais partiels destinés à accroître nos richesses, et qui témoignaient de l'entraînement général vers des études positives et des applications pratiques que la médecine opératoire n'avait pas connues jusqu'à ce jour. Ces recherches avaient eu principalement pour résultat de faire connaître, avec précision,les plans fibreux qui, sous le nom d'aponévroses ou fascias, séparent, engaînent ou unissent différents organes. L'ouvrage de Paillard [1] résuma cet ensemble de travaux, et après un essai analogue quoique moins complet de Godmann [2], l'étude des plans, des gaînes et des cloisons de nature fibreuse prit assez d'importance pour que Cruveilhier crut devoir en constituer une nouvelle division de l'anatomie, sous le titre d'*Aponévrologie*.

Bien que l'ardeur générale se fut surtout exprimée en France en faveur de l'anatomie chirurgicale, il serait injuste de méconnaître les progrès du même genre qui s'accomplis-

[1] *Traité des aponévroses*..... etc., in-8° 1827
[2] Philadelphie, 1824.

saient à l'étranger. Déjà un chirurgien espagnol, contemporain de Desault, Gimbernat [1], avait par la découverte du ligament qui porte son nom, signalé un élément anatomique qui éclairait la notion et le traitement chirurgical de la hernie crurale. Il est à regretter que le contingent scientifique de l'Espagne n'ait pas été notablement accru.

En Italie des travaux plus marquants avaient fixé l'attention. On doit à Vincent Malacarne [2] un ouvrage spécial sur la matière; mais son livre, comme celui de Palfin, ne valait que par e titre. Scarpa porta un plus sérieux tribut aux applications chirurgicales d'une science qu'avaient agrandie à d'autres titres les travaux de Morgagni et de Mascagni. Le rôle du professeur de Pavie fut très-grand dans la voie nouvelle; ses monographies originales sur les anévrysmes, sur les maladies des yeux, sur les hernies, renfermaient de précieuses données anatomiques; et de magnifiques planches gravées par Anderloni, artiste dont le nom mérite d'être préservé de l'oubli, faisaient aimer de tels travaux par l'exhibition démonstrative qui équivaut à une bonne description.

Au-delà du détroit, A. Cooper, le Dupuytren de l'Angleterre, répandait aussi le goût de l'anatomie chirurgicale, bien qu'il n'ait attaché son nom à aucune découverte. Hey et Lawrence, de leur côté, éclairaient par cette science les sujets qu'ils vou-

1 *Nuevo metodo de operar en la hernia crural*, Madrid, 1793

2 *Ricordi della anatomia cirurgica*, Padoue 1801.

laient exposer, et Allan Burns [1] publiait un traité partiel d'anatomie des régions. Mais si parmi les travaux modernes cette publication obtint une faveur exceptionnelle, il faut reconnaître qu'elle n'était encore qu'un essai. Elle se borne, en effet, à la description de la tête et du cou ; par conséquent elle n'est que le commencement d'un ouvrage. Quant au caractère de la science nouvelle, on peut dire qu'il est méconnu par Burns comme il l'avait été par Palfin, par Malacarne. Il expose l'anatomie et la chirurgie isolément. Son œuvre est encore analytique et ne s'élève pas jusqu'à la synthèse ; elle assemble les deux sciences sans les fondre; elle opère leur superposition et non leur combinaison. Autant peut-on en dire des travaux de W.P. Alison, d'Anderson de New-York et même de l'ouvrage de Robert Harrison [2] sur l'anatomie chirurgicale des artères, bien que cet auteur, loué par M. Velpeau, ait mieux compris son sujet que ses prédécesseurs et qu'il ait donné l'exemple d'un essai d'anatomie chirurgicale générale, genre de progrès apprécié surtout de nos jours et régularisé par le professeur Richet. Dans le même pays, les recherches de Coles [3], celles de A. Key et surtout les travaux de Thomson sur les aponévroses de l'abdomen ont heureusement accru le contingent de l'Angleterre dans l'évolution de l'anatomie topographique.

[1] *Observations on surgical anatomy of the head and neck.* Glascow, 1824.

[2] *Surgical anatomy of the arteries of the Human Body.* Dublin 1824, 2 vol. in-8°.

[3] *A Treatise on surgical anatomy;* parthe furst, Dublin. 1821, in-8°.

En Allemagne, nous avons à signaler dans la période préparatoire de cette science, les aperçus compris dans les ouvrages de Zinn sur l'œil, de Siebold sur le système salivaire, d'Hesselbach [1] sur les hernies. Mais ces ouvrages, d'ailleurs dignes d'estime, révèlent à peine l'idée de la véritable anatomie chirurgicale. Celle-ci n'existe que virtuellement dans le grand ouvrage de Sœmmering, et elle est absolument absente de l'ouvrage de Meckel, si intéressant à d'autres points de vue. Le manuet de Rosenthal [2], le précis de Bock [3], sont restés sans valeur même dans leur propre pays, et sans vouloir oublier le travail de Langenbeck [4], et d'autres recherches qui pourraient grossir notre rapide inventaire, nous pouvons dire que l'esprit germanique plus enclin aux investigations subtiles de l'anatomie de texture, qu'à la culture et à la divulgation des faits pratiques, n'a porté qu'un médiocre appoint à l'anatomie topographique, et a laissé la chirurgie s'émietter dans des applications d'une valeur douteuse, sans l'affranchir du caractère affirmatif que suggère la bonne opinion de soi-même.

Plus soucieuse des progrès de la médecine opératoire éclairée par l'anatomie, la Russie s'est inspirée des traditions françaises et peut faire entrer en ligne les travaux de Pirogoff. Une nation plus voisine de nous, la Suisse, a marché dans le même

1 *De ortu et progressu herniarum inguinalium et cruralium*, Vicebürgi, 1816, in-4°.

2 *Handbuch' der chirurgischen anatomie*. Berlin 1817.

3 *Handbuch der practischen anatomie des menschlichen Korper*. Leipsick 1824..

4 *Icones anatomicæ*. Gœttingue, in-folio.

sens, et c'est aux travaux de Senn de Genève que nous devons la notion des vrais rapports de la prostate avec le col vésical, de la dimension de ses rayons, des plus sûres applications de ces connaissances à l'opération de la cystotomie.

Après ce rapide tableau des origines de l'anatomie topographique, parlerons-nous des nombreuses monographies dont n'a cessé de s'enrichir cette nouvelle division de l'encyclopédie médicale? Une telle science devait se développer rapidement. Elle était d'une culture relativement facile, non qu'elle ne puisse avoir aussi ses illusions, ses obstacles, ses entraînements et même ses erreurs. N'a-t-on pas vu les fascias se multiplier d'une manière abusive sous le scalpel? N'a-t-on pas été surpris quand les anatomistes se sont donné des démentis sur la longueur et la courbure du canal de l'urètre? Mais on peut dire que ces discussions n'ont pas arrêté sa marche et ses progrès. Le sujet à l'étude était à la portée du plus grand nombre des travailleurs; il intéressait à la fois les anatomistes et les chirurgiens, et doublait pour ainsi dire l'armée des investigateurs qui avaient intérêt à rassembler des matériaux et à consolider l'édifice.

Aussi partout se montraient des traces d'une sorte d'invasion de cette science aimée et presque absorbante. Elle se constituait à la fois par des travaux isolés et par des travaux d'ensemble. Les articles *aine, aisselle, bras, cou, coude, cuisse, jarret, main, orbite, périnée, pied*, des divers dictionnaires modernes, sont autant de petits traités pleins d'intérêt. Les ouvrages généraux de pathologie externe et de médecine opératoire qui jalonnent la période évolutive de la chirurgie à dater de 1830, sont presque tous accompagnés d'un chapitre d'anatomie chirurgicale qui comble une lacune ou résume des notions importantes. Constatez ce témoignage de leur utilité dans les livres de Vidal (de Cassis), de Bérard et Denonvilliers, de Nélaton, etc. D'une autre part, tout mémoire chirurgical important se pare pour ainsi dire d'une introduction anatomique. Vous trouvez cet indispensable flambeau dans le mémoire d'Amussat sur l'établissement d'un anus anormal dans la région lombaire par la méthode de Callisen. Les divers ouvrages sur les sections tendineuses et musculaires et spécialement celui de Bonnet de Lyon, renferment d'excellents chapitres d'anatomie chirurgicale. Dans ce dernier ouvrage on remarquera notamment les développements relatifs à la région orbitaire où les travaux de Tenon sont repris, complétés et perfectionnés. Pourrions-nous oublier le mémoire de M. Demeaux sur l'évolution du sac herniaire; les recherches si variées sur le cathétérisme depuis Amussat jusqu'à Jarjavay et Gély; celles dont la lithotritie avait été l'objet, et qui ont nécessité tant d'éclaircissements fournis par l'anatomie chirurgicale; les travaux plus récents relatifs aux opérations exécutées sur des organes splanchniques, et qui ont nécessité la description perfectionnée des plans à traverser, et des rapports à connaître pour atteindre avec moins de danger le siége de la lésion ?

A un autre point de vue, ne faut-t-il pas faire une large part aux intéressantes recherches sur les communications des vaisseaux entre eux, commencées déjà par Scarpa et par Tiedemann ? Ces recherches ont rationnalisé un grand nombre d'opérations chirurgicales; elles ont permis les heureuses hardiesses qui ont illustré les noms des A. Cooper, des Abernetty, des Dupuytren, des Delpech, des Lisfranc et de tant d'autres chirurgiens qui, les premiers, ont lié les artères volumineuses ou profondes du corps humain. Après avoir demandé aux dissections l'art d'atteindre un vaisseau avec sûreté, les chirurgiens ont pu en déduire des motifs de prudence et de légitime hésitation. Noter les anomalies des artères, faire entrer dans le calcul des probabilités thérapeutiques les connaissances qui indiquent les dangers essentiellement attachés à telle ou telle distribution artérielle, n'est-ce pas le résultat d'une science approfondie qui donne la raison du succès et du revers? L'étude des anomalies devient, à ce titre, de l'anatomie vraiment chirurgicale; elle pénètre au plus vif des déterminations du chirurgien. Aussi la place de ce genre de connaissances, auxquelles notre époque a porté un si ample contingent, est-elle marquée dans l'histoire dc l'anatomie chirurgicale. Sachons gré à un ancien maître de cette école, à Joseph Dubrueil, d'avoir condensé dans un excellent livre, toutes les applications opératoires qui dérivent de la détermination des anomalies artérielles et d'avoir enrichi la science d'une excellente monographie [1].

Mais hâtons-nous d'arriver à la mention des principaux traités inspirés par les progrès incessants de l'anatomie chirurgicale, et par le désir d'en répandre la connaissance méthodique.

[1] *Des anomalies artérielles considérées dans leurs rapports avec la pathologie et les opérations chirurgicales*, Montpellier 1847. in-8°.

Sous les noms d'anatomie chirurgicale, d'anatomie des régions, d'anatomie topographique, d'anatomie médico-chirurgicale, d'anatomie des rapports, d'anatomie homalographique, ont paru en France, depuis 1825, environ dix traités généraux ayant pour objet l'exposé des connexions de l'anatomie avec la chirurgie et démontrant, si je puis ainsi dire, leur fécondation mutuelle. Ces publications ont fixé l'anatomie chirurgicale dans les cadres de la science de l'organisation, et sa place y est devenue aussi légitime que celle de l'anatomie descriptive, de l'anatomie générale ou des tissus, de l'anatomie pathologique... etc. On nous permettra de ne signaler dans cette esquisse historique que les traités publiés en France. La plupart ont d'ailleurs revêtu un caractère classique qui les recommande justement. Ils se sont pour ainsi dire imposés aux Ecoles étrangères où ils ont servi de guide aux élèves comme dans notre propre pays.

Le *Traité d'anatomie chirurgicale ou des régions* de notre illustre chirurgien Velpeau représente la première formule donnée à la science nouvelle. Sa publication fut un immense service rendu aux études anatomiques. D'un développement déjà considérable et très-riche de faits puisés aux sources de la plus laborieuse érudition, ou dans l'expérience personnelle de l'auteur, cet ouvrage présente la description des organes de chaque région suivant leur ordre de superposition depuis la peau jusqu'au squelette, et à l'occasion de chaque plan, de chaque couche d'organes, il signale les applications chirurgicales de l'ordre étiologique, diagnostique ou thérapeutique qui peuvent s'y rapporter. Cette méthode un peu uniforme et tournant à la monotonie, expose à quelques redites ou à des détails superflus pour le chirurgien. Mais du moins elle ne laisse rien dans l'oubli et sert la mémoire par la reproduction du même plan descriptif pour chaque région. Le livre de Velpeau ouvre heureusement la série des ouvrages écrits sur la matière ; il est un fidèle exposé de la science de son temps et peut encore être consulté avec fruit. En donnant le jour à cette remarquable pnblication, Velpeau avait pour ainsi dire écrit la préface de son *Traité de médecine opératoire*, ouvrage plus important encore, à la lecture duquel se sont formés la plupart des chirurgiens contemporains, et qui, malgré la surcharge quelquefois abusive des citations, a obtenu un si légitime succès.

Blandin, rival de Velpeau, et qui lui disputait une part de priorité dans l'avènement de l'anatomie chirurgicale, ne tarda pas à faire paraître une *Anatomie topographique* [1]. Elle était conçue d'après une autre idée, en apparence d'un ordre plus élevé, mais qui, malgré son but physiologique, laissait reconnaître le côté faible de la conception. Blandin considérait chaque région comme un organe distinct et complet, formé des divers éléments généraux qui composent toute partie, et des éléments propres à la fonction dont elle est chargée. Que cette conception de l'organe régional fut applicable à certaines localités de l'organisme, et notamment à celles qui correspondent aux ouvertures naturelles, à celles qui comprennent des organes splan-

[1] In 8° avec atlas, Paris, 1826.

chniques ou qui servent à l'accomplissement d'une fonction déterminée, telles que la main, les régions labiale, mammaire ou génitale, nous ne le nierons pas, bien qu'il y ait des réserves à faire; mais que le même point de vue s'applique indifféremment à toute région, c'est ce que le plus simple examen ne permet pas d'admettre. Comment attribuer le caractère d'organe distinct au pli du coude, à la région inguino-crurale, et à plus forte raison à des régions qui ne sont évidemment que des points de transition pour des éléments anatomiques dont le fonctionnement réel s'accomplit ailleurs, tels que les muscles, les vaisseaux et les nerfs? Les limites de l'organe régional manquent, le critérium du caractère organique, la fonction, manque aussi; par conséquent l'édifice établi sur une pareille base ne saurait tenir. L'idée de constituer et de démontrer avant tout son organe régional, devait forcer Blandin à ne présenter ses applications à la chirurgie qu'après sa description complète. Aussi les déductions pathologiques et opératoires sont-elles renvoyées à la fin du tableau descriptif, ce qui nuit à l'idée de fusion des sciences anatomique et chirurgicale, et ramène de fait à l'exposition isolée de l'anatomie descriptive et de la chirurgie. Cette critique ne saurait faire méconnaître toutefois l'intérêt des descriptions, ni le mérite des recherches personnelles de Blandin, et ne veut rien restreindre de la haute estime qui fut accordée à un livre qui, ainsi que celui de Velpeau, fit aimer la science et contribua à la répandre.

Si l'idée d'une région assimilée à un organe, ne pouvait être acceptée, elle appelait toutefois l'attention sur la nécessité de délimiter certaines parties aussi rigoureusement que possible, et suscitait la recherche de points de repère sûrs pour tracer les règles des opérations chirurgicales. Malgaigne [1], qui faisait comme Velpeau une large part à l'érudition en chirurgie, se piquait aussi de rigueur dans la détermination des points de départ. Il introduisit dans la science un livre où l'on pouvait remarquer ces deux genres de mérite. Il avait été devancé toutefois, en ce qui concerne l'art de régulariser les opérations au moyen des jalons anatomiques, par Lisfranc et par Cruveilhier. Déjà quelques notions de ce genre étaient appréciées par les chirurgiens. Ainsi, le tubercule de la première côte était désigné comme l'indice du point où l'on peut trouver l'artère sous-clavière ; quelques saillies musculaires étaient notées comme servant de guide aux chirurgiens pour trouver les vaisseaux; on désignait le relief du sterno-mastoïdien pour révéler la position de l'artère carotide, celui du biceps pour amener le chirurgien sur l'artère humérale, etc..... Cruveilhier généralisa ces notions et décrivit les muscles satellites. Lisfranc, plus rigoureux, importa dans la médecine opératoire de véritables données géométriques, rechercha avec soin les moindres saillies osseuses, mesura leurs distances, tira des lignes droites et obliques, indiqua leur degré d'inclinaison par rapport à ces jalons primitifs, s'aida des axes fictifs ou réels, indiqua les plans à respecter par la lame du couteau, les intervalles à suivre et porta

[1] *Traité d'anatomie chirurgicale et de chirurgie expérimentale.* Paris 1838, in-8°.

surtout dans l'art des désarticulations une précision inconnue. Les chirurgiens avaient eu peine à se débrouiller dans le dédale des articulations compliquées de la main et du pied. Après les travaux de Lisfranc, ces grandes difficultés, éclairées par la connaissance de l'anatomie chirurgicale des articulations, devinrent un jeu d'amphithéâtre. Chopart avait, il est vrai, devancé Lisfranc pour la désarticulation médio-tarsienne. Mais sous l'impulsion de l'ardent chirurgien de la Pitié, toutes les articulations devinrent tributaires de la méthode mathématique, et les opérateurs furent presque assimilés à des prestidigitateurs, tant ils attaquèrent avec promptitude et sûreté des interlignes naguère labyrinthiques.

Introduire cettte méthode rigoureuse dans la pratique et cependant rester fidèle à l'érudition et à ce qu'on peut appeler la méthode historique, tel fut le but que poursuivit Malgaigne, en publiant son traité d'anatomie des régions. Il signala aussi, au point de vue du diagnostic l'importance de la détermination rigoureuse des saillies osseuses. Il introduisit par l'anatomie une sorte d'art de lever les plans sur la surface du corps humain, et tira surtout parti de cette triangulation pour le diagnostic absolu et comparatif des fractures et des luxations. Ce serait méconnaître un des caractères du livre de Malgaigne que d'oublier la part qu'il fit à la critique, la guerre qu'il déclara aux croyances routinières et aux préjugés anatomiques. Malgaigne, assaisonnant ses remarques d'une pointe d'ironie, sembla viser à se faire appeler le Voltaire de la chirurgie.

Bien que les trois ouvrages que nous avons signalés fussent généralement accrédités et parussent, ainsi que le résumé de Milne-Edwards [1], suffire, sinon isolément au moins par leur réunion, au besoin des études, Pétrequin, de Lyon [2], fit la juste remarque qu'ils se rapportaient d'une manière trop exclusive à la chirurgie. L'anatomie topographique peut, en effet, être plus que chirurgicale. Toute région naturelle ou artificielle du corps humain fournit dans le périmètre qui la dessine, des occasions d'appliquer les notions anatomiques à d'autres sciences qu'à la chirurgie. Des considérations d'ordre médical y trouvent leur place ; l'obstétrique et la médecine légale peuvent aussi leur emprunter des clartés spéciales, ou donner à l'anatomiste le moyen de graver dans l'esprit des élèves, avec à propos et dans un ordre nouveau, des considérations empruntées à ces sciences. Aux yeux de Pétrequin, l'anatomie des régions peut donc être médicale, obstétricale, médico-légale, aussi bien que chirurgicale, c'est à ce point de vue que son livre a été conçu et exécuté. Mais comme si le mieux était l'ennemi du bien, l'anatomie proprement dite s'est affaiblie dans son milieu nouveau et agrandi. Chaque mention anatomique est comme noyée dans des détails de toute nature, et le but de l'auteur a été manqué, car selon la juste remarque de Montaigne, on s'en éloigne aussi sûrement lorsqu'on le dépasse que lorsqu'on n'arrrive pas jusqu'à lui.

[1] *Manuel d'anatomie chirurgioale.* — In-12, Paris, 1827.
[2] *Traité d'anatomie médico-chirurgicale.* — In-8°, 1824.

D'autres traités d'anatomie chirurgicale se sont succédés, nous ne faisons que mentionner celui de Coste de Marseille [1], publié en 1845 et celui de Jarjavay [2], qui parut six ans après, et qui plus étendu, plus chargé de faits, marque la transition entre ce que nous pourrions appeler la période initiale et la période perfectionnée de l'anatomie chirurgicale.

C'est cette phase moderne qu'il nous reste à exposer ; elle comprend tous les développements nouveaux suggérés par les moyens d'étude auxquels on a eu recours, ou par l'importation des données de l'histologie normale et pathologique et de l'embryogénie, sciences que les contemporains ont cultivées avec prédilection.

Quelques mots seulement sur les perfectionnements dus à la diversité des moyens de recherches.

Ces progrès ont varié avec les aptitudes des praticiens d'amphithéâtre. Ainsi s'est agrandie toute notion que pouvait éclairer l'art des injections vasculaires. Les organes érectiles mieux connus, les plexus vasculaires mieux débrouillés, les réseaux lymphatiques plus exactement démontrés attestent suffisamment qu'il y avait encore à ajouter aux habiles démonstrations des Ruysch, des Mascagni, des Muller, des Panizza. L'ouvrage classique de M. Sappey raconte ces progrès de l'art moderne des injections dont la pathologie a su tirer un ample parti.

1 *Manuel de dissection, ou éléments d'anatomie générale, descriptive et topographique*. 1847 in-8°

2 *Traité d'anatomie chirurgicale*. Paris 1852, 2 vol. in-8°.

Les procédés hydrotomiques, dont Lacauchie a spécialement prouvé les avantages, ont permis de leur côté de mieux apprécier les rapports des organes, la véritable disposition des intervalles celluleux qui les séparent ou qui les unissent, et par suite ils ont fourni à l'anatomie topographique un moyen d'assigner la véritable place des éléments de chaque région.

La dissection des aponévroses et des lames du tissu conjonctif connues sous le nom de *fascias*, et qui sont autant de membranes limitantes dans la cavité desquelles se prolongent ou fonctionnent les organes, a fait des progrès qui s'ajoutent à ceux que nous avonsdéjà mentionnés. Il suffit de citer les régions périnéale, inguinale, cervicale pour signaler les plus sûrs progrès qu'ait fait l'art des opérations. C'est àla même source que s'est éclairée l'interprétation des éventualités qui peuvent les compliquer et qui suffisent pour montrer combien les procédés techniques de l'anatomie deviennent importants quand on sait tirer parti de ces notions si humbles en apparence et en réalité si majeures dans leurs applications. Desault, Marjolin, Maygrier et Lauth, qui ont insisté sur l'art des dissections, ont formé de bons chirurgiens en formant de bons anatomistes, et celui qui dédaignerait l'habileté manuelle, qui contribue si puissamment à l'exhibition des rapports des organes, laisserait deviner son ignorance à travers un superbe mépris qui n'est plus de nos jours.

A chaque procédé ses avantages. L'art d'étaler les surfaces par des injections forcées, telles que celles qu'on pratique dans les articulations, depuis les essais de Bonnet, jusqu'à ceux de l'un de nos agrégés, M. Masse, l'art de développer les organes cavitaires par des insufflations n'ont-ils pas montré des rapports inattendus dont la chirurgie s'est emparée? Ne suffirait-il pas de dire que c'est à des procédés de ce genre qu'est due par exemple la démonstration de l'accessibilité de certains organes qu'on pouvait croire entièrement revêtus d'une enveloppe séreuse, mais auxquels on a reconnu des points d'attaque possibles en dehors de la membrane d'enveloppe. Il y a déjà longtemps que cette détermination du défaut de la cuirasse a permis de faire la ponction hypogastrique de la vessie sans léser le péritoine. Pareille étude permet d'atteindre le gros intestin entre les feuillets du mésocolon.

Le perfectionnement des coupes dirigées dans divers sens et surprenant les organes dans leurs rapports les plus variés, a aussi dévoilé des vérités à l'anatomiste et des ressources aux chirurgiens, soit que les organes abandonnés à leurs conditions naturelles exhibent des intervalles mal établis par de simples dissections, comme les médiastins, soit que les rapports de ces organes fixés par des procédés artificiels, apparaissent aux yeux dans leur vérité matérielle et sans être altérés par aucun affaissement. Ainsi agissent la dessication, les injections, la congélation, etc. On connaît le parti obtenu par M. le docteur Legendre [1] sur des cadavres congelés. Les coupes faites dans ces

[1] *Anatomie chirurgicale homolographique*...etc. in-folio, Paris 1858.

conditions rencontrent des surfaces unies et immobiles permettant de connaître leurs vrais rapports. Ce genre de démonstration a servi de base à ce que leur auteur a nommé l'*anatomie homalographique* (ὁμαλος aplani, γραφειν décrire).

L'endurcissement provoqué par des actions chimiques, la corrosion des tissus dont la cavité est supplantée par un relief stéréotique, révèlent aussi à l'observateur des connexions et des rapports saisissants. Pour rester dans les applications les plus ordinaires des procédés de cet ordre, et pour établir combien le chirurgien peut juger ainsi des vrais rapports organiques, qu'on examine sur des pièces convenablement préparées les coupes transversales des membres ou du cou à différentes hauteurs, avec leurs loges aponévrotiques, les muscles desséchés compris dans leurs gaînes, les vaisseaux et les nerfs présentés dans leur situation exacte, et l'on se convaincra combien le chirurgien et l'anatomiste ont raison de se jurer amitié en raison des services réciproques qu'ils se rendent. Notre musée renferme de remarquables spécimens de pièces d'anatomie chirurgicale de ce genre dues au talent de M. le docteur Jacquemet, ancien chef des travaux anatomiques.

Si les dissections priment toute autre source de connaissances et d'habileté dans les études du chirurgien, si Bichat, dans la prévision que la représentation par le dessin pourrait créer une sorte de paresse contemplative et éloigner du rude apprentissage des pavillons anatomiques, s'est laissé entraîner à exclure l'usage des atlas et des imitations graphiques, il serait injuste de méconnaître combien la conception du sujet et l'assimilation définitive des notions exprimées par le dessin et les divers arts plastiques, exercent de salutaire influence, ne fut-ce qu'en conservant la fraîcheur des impressions et la netteté des souvenirs.

Les reproductions iconiques fixent les découvertes anatomiques aussi bien que les ouvrages imprimés. C'est pour ce motif qu'une place leur est due dans l'histoire d'une science. L'anatomie en a été une bénéficiaire privilégiée. Depuis Vésale et Eustachi jusqu'à Hunter, Mascagni, Scarpa et Tiedemann, jusqu'au grand ouvrage de Bourgery et Jacob, jusqu'à l'atlas de Béraud [1], splendides publications qui appartiennent à notre temps, l'iconologie médicale, si bien appréciée par notre célèbre Lordat, a popularisé, et pour parler le langage du jour, a illustré la science. Rien n'est donc indifférent dans les sources de l'instruction, et sous prétexte de la prééminence des exercices d'amphithéâtre, ce serait couper les eaux vives du savoir que de supprimer les images artistiques que l'anatomie chirurgicale a particulièrement exigées, ces schèmes ingénieux qui vivifient le fait par l'idée, ces traductions photographiques déjà mises au service des sciences exactes et dons l'utilité s'affirme tellement que M. de Watteville voudrait les voir introduire, au nom de l'Etat, dans les ressources régulières de l'enseignement supérieur. Non, quoiqu'en aient pu dire les austères partisans des travaux exclusifs d'anatomie pra-

1 *Atlas complet d'anatomie chirurgicale topographique.* — Paris, gr. in-4°, 1865.

tique, il faut simultanément attaquer le cadavre par le scalpel et demander à l'art ces fidèles tableaux de la structure de l'homme qui en assurent la possession mnémonique, et que le chirurgien même instruit a le devoir de consulter avant de pratiquer une opération.

Notons aussi les avantages qu'on a pu retirer pour les progrès de l'anatomie humaine de la plastique appliquée à l'étude de l'organisation. Les tableaux en relief de Fontana, les magnifiques reproductions en cire coloriées de Laumonier et de Delmas, sorte de sculpture polychrome dépassant le rendu des formes extérieures pour étendre le domaine de l'art dans les profondeurs de l'organisme, méritent une place dans l'histoire de la science anatomique. Ces essais étaient en honneur au commencement du siècle ; ils ont précédé d'autres artifices qui visaient également à la reproduction des formes et des rapports par le moulage, au moyen de diverses substances dont le mode d'emploi ne peut être exposé dans cette esquisse historique. Rappelons seulement que les écorchés en plâtre des salles de dessin avaient montré le parti qu'on peut en tirer pour l'anatomie des formes extérieures. Les pièces moulées de M. Talrich rendent aujourd'hui des services autrement sérieux. Mais nous devons une mention plus importante à des essais qui ont eu directement pour but l'anatomie topographique. On sait que par leurs sujets artificiels, M. Auzoux et ses imitateurs se sont proposé le dénombrement des organes et leur représentation isolée. Ces cadavres artificiels permettent de démonter la machine humaine et de la reconstituer par l'assemblage de ses éléments. Les organes alternativement distraits de leurs connexions et réintégrés dans leur place naturelle, accoutument l'esprit à la notion précise de ces rapports.

L'étude de l'anatomie topographique peut aussi tirer un parti réel de l'adaptation des images superposées d'après les procédés de A. Comte et de M. Wittkowski, images conduisant l'élève à la connaissance des plans successifs qu'il faut déterminer et traverser avant d'atteindre les parties profondément situées. Je pourrais insister sur le degré d'utilité des moyens de cet ordre, mais il ne faut pas vouloir trop prouver. Pour concentrer ma pensée dans un conseil je me contenterai de dire : méditez les livres, sachez lire les dessins qui sont aussi une façon d'écrire la science, mais surtout fouillez le cadavre qui pour le chirurgien est le livre de vérité. Après avoir exclusivement consacré à l'anatomie les huit premières années de ma carrière, j'ai le droit d'affirmer qu'il n'y a de vrai chirurgien que celui qui a pâli dans les amphithéâtres.

Ces considérations nous placent en regard de l'état présent de notre science. Il est plus délicat d'aborder son histoire, mais ces difficultés s'effacent derrière le mérite de ses dernières productions.

D'intéressants efforts ont encore été tentés de nos jours. Trois ouvrages importants sur l'anatomie topographique marquent la période contemporaine et semblent vouloir la clore, comme les livres de Velpeau, de Blandin et de Malgaigne l'avaient ouverte.

Un ancien chef de clinique de notre faculté, M. le docteur

Paulet, aujourd'hui professeur à la faculté de médecine de Lyon, après avoir honoré la chirurgie militaire par ses services, a publié l'nn des traités que j'ai encore à signaler. Être clair dans l'exposition des faits, sobre dans leur accumulation, et cependant complet par rapport au but recherché, être vrai surtout dans le détail et utile dans l'ensemble, tel est le but complexe que s'est proposé M. Paulet [1]; aussi son livre porte-t-il une empreinte particulière. L'atlas, c'est-à-dire la démonstration graphique, en est la partie dominante, et le texte, sans se réduire à une description des figures, n'en est cependant que l'interprétation fidèle, rehaussé par des considerations variées sur la pathologie et la thérapeutique chirurgicales.

Un autre traité d'anatomie topographique porte le nom de M. Richet [2]. Il suffit pour signaler une œuvre savante, consciencieuse, enrichie des derniers progrès de la science et qui mérite d'être entre les mains de tous les élèves. Les descriptions y sont complètes sans être surchargées ; la combinaison des données anatomiques et des données chirurgicales, qui sont les facteurs de la science synthétique dont nous avons indiqué l'origine, y est établie dans l'heureuse proportion qui fait sentir la certitude anatomique et l'utilité chirurgicale. L'auteur y a introduit une partie relative à l'anatomie des tissus dans ses rap-

1 *Traité d'anatomie topographique*, comprenant les principales applications à la pathologie et à la médecine opératoire. — 2 vol. in-8° et 2 vol. atlas in-4° 1859.

2 *Traité pratique d'anatomie médico-chirurgicale*, in-8°, Paris 1855.

ports avec la pathologie et l'art des opérations. C'est peut-être une complication, mais elle se justifie par l'intérêt des considérations qui y sont présentées. Nous ne pouvons que recommander ce livre véritablement méritoire.

M. Tillaux [1] n'en a pas moins tenté une nouvelle publication sur le même sujet, qui se distingue aussi par l'exactitude et la clarté, et qui devra un élément de succès aux remarquables figures qui sont intercalées dans le texte. Sa publication affirme avec talent la diffusion des connaissances, le goût de plus en plus accusé de notre époque pour les sciences exactes, et le besoin qui naît dans les esprits de répandre et d'acquérir des faits de cet ordre.

Ces remarquables ouvrages laissent cependant un desideratum. Ils se prêtent peu à servir de guide dans les dissections. Ils dépassent assurément les intentions de chaque auteur par leurs proportions. Il est difficile en effet de les transformer en *vade mecum* d'amphithéâtre. L'élève a cependant le droit d'exiger qu'on lui épargne le temps et la peine et qu'on tente l'œuvre difficile d'un compendium ou abrégé substantiel. C'est une tâche plus laborieuse qu'on ne croit. Nous ne saurions donc vanter ces livres superficiels qui, sous le nom de *manuels* prodiguent la science aisée aux esprits paresseux, mais notre estime appartient aux traités concis et complets élaborés par des auteurs consciencieux, où les vérités utiles sont concentrées et dont on peut

[1] *Traité d'anatomie topographique* avec applications à la chirurgie. in-8°, Paris, 1877.

dire qu'ils contiennent *non multa sed multum.* Haller n'avait pas dédaigné une œuvre de ce genre et il estimait ses *Primæ lineæ physiologiæ* en un petit volume in-12, autant que ses *Elementa* en huit tomes in-4°. En fait de chirurgie, Sabatier préférait le résumé de Lafaye aux ouvrages les plus développés de ses contemporains. J'ai entendu mon cher maître Dugès dire que son ouvrage le meilleur et le plus utile était son *Manuel d'Obstétrique.* Il est donc à souhaiter qu'un bon livre élémentaire d'anatomie chirurgicale comble une lacune réelle. Cet essai est actuellement tenté par un ancien aide d'anatomie de notre faculté, M. le docteur Chavernac. Nous lui souhaitons le succès que mérite une œuvre inspirée par le sentiment de la difficulté et par le désir d'être utile.

Quoiqu'il en soit, l'anatomie chirurgicale est constituée. Telle qu'elle est reproduite dans les ouvrages que nous avons déjà signalés, elle se présente avec des caractères auxquels peu de sciences peuvent prétendre et dont l'énoncé servira de conclusion à cette première leçon : elle est formée, elle est certaine, elle est utile.

Sa *formation* a été rapide. Dérivée de sources déterminées, entreprise par une foule de laborieux adeptes, exposée presque à ses débuts dans des traités sérieux, enrichie d'une foule d'essais monographiques, d'une culture d'autant plus attrayante qu'elle indiquait le bienfait à côté de son origine, elle a été, si je puis ainsi dire, improvisée par la *furia francese*; elle s'est empreinte des clartés de notre esprit national, et a atteint sa période constitutive avec une promptitude rare. Quant à sa période perfective, elle évolue encore; mais sans assigner de limites au progrès, on peut croire que les découvertes à faire ne sauraient être bien nombreuses.

La *certitude* lui est acquise. Ce caractère n'appartient pas au même degré à toutes les divisions des connaissances humaines. Mais parmi les sciences d'observation, l'anatomie possède la certitude au moins dans certaines de ses parties. On ne saurait la contester pour l'anatomie descriptive. L'anatomie comparée s'en empare tous les jours; l'anatomie pathologique la possède à moitié; l'anatomie histologique y prétend de plus en plus. Quant à l'anatomie chirurgicale elle partage les priviléges de la science qui a été son point de départ, et dont elle est pour ainsi dire l'épanouissement. Ses rayons, en pénétrant dans les faits d'une autre science, les ont illuminés et ont abouti à une fusion dont nous avons suffisamment établi la réalité et les avantages.

Quant à l'*utilité*, elle s'affirme à toutes les pages des traités qui exposent l'anatomie chirurgicale. L'illustre Geoffroy Saint-Hilaire avait pris pour épigraphe de son ouvrage d'anatomie philosophique, *Utilitati*. A l'époque où parut le livre du savant naturaliste, on pouvait concevoir quelques doutes sur la légitimité de cette prétention. Les principes mêmes de la science transcendante étaient contestés. Les faits étaient à l'état d'évolution, les déductions étaient obscures; aujourd'hui le jour s'est fait, et l'on découvre autre chose dans l'anatomie philosophique qu'une satisfaction de l'esprit. Mais le caractère d'utilité n'a jamais été voilé pour l'anatomie chirurgicale. C'est l'étoile au front que cette science a paru à l'horizon. Chose remarquable, ce n'est pas un seul ordre de connaissances qui a progressé ; deux sciences ont grandi simultanément. L'anatomie descriptive s'est directement perfectionnée par une notion plus sûre des proportions et des rapports. Quant à la chirurgie, elle a puisé dans le mariage fécond, qu'elle a contracté, un regain de précision, d'exactitude et de clarté qui lui étaient inconnues ; elle a pris en dot des méthodes nouvelles dans l'art d'opérer ; elle s'est enrichie d'une foule de faits de détail ; elle a quitté l'hésitation pour la confiance ; elle a même quelquefois porté trop loin ses entreprises. Mais on reconnaîtra du moins que cette sécurité de l'homme de l'art révèle une base sérieuse d'action et on admirera comment passant du cadavre à l'homme vivant, le chirurgien, directement élevé au rôle d'agent thérapeutique, le *peritus incisor* comme l'appelait Haller, ait pu transformer le scalpel en bistouri, la dissection en opération, la donnée anatomique en acte curateur et faire tourner cet échange au profit de l'être souffrant.

TOPOGRAPHIE DU COU

Région Parotidienne

La **Région parotidienne** paire, asymétrique, est située sur les parties latérales de la tête (παρα ους, ωτος), au-dessous du conduit auditif externe, qu'il ne faudrait pas décrire avec elle comme le fait *Velpeau*, au-dessus de la région sus-hyoïdienne, en arrière de la mâchoire inférieure, en avant de la nuque et en dehors du pharynx.

Profonde, irrégulière, anfractueuse, pourvue de gros éléments glandulaires, nerveux, vasculaires, cette zone constitue une région très délicate, très minutieuse à disséquer et dont la difficulté ne saurait en rien diminuer l'importance.

Limites de la région. — La région parotidienne est limitée : *en avant*, par le bord postérieur du maxillaire inférieur, dont la direction est un peu oblique en bas et en avant ; — *en arrière*, par l'apophyse mastoïde et le sterno-mastoïdien qui lui fait suite ; — *en haut*, par l'articulation temporo-maxillaire et la face inférieure du conduit auditif ; — *en bas*, par une ligne fictive, qui, prolongeant le bord inférieur de la mâchoire, aboutirait au bord antérieur d sterno-mastoïdien ; — *profondément*, par les parois latéra les du pharynx.

Anatomie des formes. — La surface extérieure n présente à considérer qu'un sillon vertical, situé en arrièr de la branche montante du maxillaire. Il est plus ou moin profond suivant l'embonpoint des sujets, et variable ave les mouvements de la mâchoire inférieure. Ainsi, si l'o abaisse la mâchoire, dans le baillement par exemple, c sillon s'élargit en haut au niveau du condyle et se rétréci d'autant en bas au niveau de l'angle du maxillaire. Mais s l'on fait proéminer le menton en avant, ce sillon s'élargi uniformément dans toute sa longueur de près de un centi mètre.

Couches anatomiques. — 1° *La peau* est fine et gla bre chez la femme, assez velue chez l'homme surtout e avant ; elle est assez extensible et médiocrement adhérent aux tissus sous cutanés.

2° *Le fascia superficialis* contient quelques pelotons adi peux circonscrits par des trabécules celluleux qui vont d la peau à l'aponévrose. Il se continue avec celui des ré gions limitrophes. Son inflammation connue sous le non d'*Oreillon* peut prendre une certaine extension en avant e en arrière. Il n'est guère de praticiens qui n'aient observ des cas de métastase de cette inflammation sur le testicul du même côté ; chez la femme cette métastase s'opère su les seins ou sur les grandes lèvres.

C'est dans cette couche que viennent se perdre le ner auriculo-temporal et les rameaux auriculaires et mastoï diens du plexus cervical superficiel. On y voit aussi de petits ganglions lymphatiques qui peuvent s'engorger et se tuméfier à la suite d'ulcérations des oreilles, des yeux, du nez, etc.... parce qu'ils sont le rendez-vous des vaisseaux lymphatiques partis de ces divers endroits.

3° *L'aponévrose parotidienne,* ordinairement résistante, mais quelquefois celluleuse, fait suite fibre à fibre à celle des sterno-mastoïdiens en arrière et vient se confondre avec celle du masséter en avant. C'est elle qui tapisse l'excavation parotidienne, la cloisonne inférieurement, recouvre la glande et pénètre entre ses lobules qu'elle entoure et qu'elle isole les uns des autres,tout en les maintenant rapprochés. Elle fait défaut sous le conduit auditif qui n'adhère à la glande que par du tissu cellulaire ; elle n'apparaît pas non plus sur la portion de la glande qui s'insinue entre les deux ptérygoïdiens, de sorte qu'un abcès intra-parotidien pourrait fuser vers les parois latérales et postérieures du pharynx et amener par la suite des complications très graves. C'est cette tunique fibreuse qui donne à la *glande* sa densité toujours considérable.

Au-dessous de cette aponévrose on trouve la *glande* et ses organes nutritifs. Mais avant de les examiner en détail, il vaut mieux commencer par l'étude de la loge qui les renferme.

Excavation parotidienne. — C'est une large cavité à base externe, qui s'enfonce derrière la branche montante du maxillaire en se rétrécissant de plus en plus ; elle marche à la rencontre des parois du pharynx en suivant une direction oblique de dehors en dedans et d'arrière en avant.

Comme la glande parotide qu'elle loge, cette excavation a la forme d'un prisme triangulaire, dont l'arête la plus saillante est dirigée dans le sens vertical un peu obliquement du côté du pharynx. Elle présente à considérer trois faces, deux extrémités et une arête.

La face externe ou base du prisme, lorsque la cavité est dépouillée de tout son contenu, représente un vaste hiatus de forme ovalaire qui est précisément l'entrée de l'excavation.

La face postérieure, inclinée en avant et en dedans, est formée par une lame aponévrotique recouvrant un certain nombre de muscles qui sont de dehors en dedans : le bord antérieur du sterno-mastoïdien, le ventre postérieur du digastrique soulevé par l'apophyse transverse de l'axis, le stylo-hyoïdien, le stylo-pharyngien et le stylo-glosse.

La face antérieure s'incline aussi en avant, mais moins que la précédente ; elle s'enfonce sous la branche de la mâchoire et se trouve constituée en allant de dehors en dedans par le bord parotidien du maxillaire inférieur et le bord postérieur épais et arrondi du ptérygoïdien interne.

L'extrémité supérieure est représentée par l'articulation temporo-maxillaire et la face inférieure de tout le conduit auditif externe.

L'extrémité inférieure est formée par un plan fibreux presque horizontal, qui sépare la région parotidienne de la région sus-hyoïdienne et la glande parotide de la sous-maxillaire. Ce plan est uni par son bord postérieur à l'aponévrose qui tapisse la face postérieure de l'excavation ; par son bord antérieur il est contigu à l'extrémité inférieure du masséter, à l'angle de la mâchoire et à l'extrémité inférieure du ptérygoïdien interne ; par son bord externe il prend insertion sur la face profonde de l'aponévrose cervicale superficielle qui se porte du sterno-mastoïdien à la face externe du masséter ; enfin, par son bord interne il est uni au ligament stylo-maxillaire aux attaches fibreuses très résistantes du stylo-glosse à la face interne de l'angle de la mâchoire. On admet généralement que ce plan fibreux, qui sépare la loge parotidienne de la région sus-hyoïdienne, est constitué partie par l'aponévrose cervicale et partie par le ligament stylo-maxillaire.

Enfin *la crête ou arête interne* est formée par la convergence des parois antérieure et postérieure. Elle est oblique en avant et située profondément sous la branche de la mâchoire et en avant de l'apophyse styloïde. Dans la dissection il faut avoir la précaution d'attirer en avant le maxillaire, si l'on veut voir où aboutit cette arête. En déblayant l'excavation, on arrive dans l'intervalle celluleux qui sépare les parois du pharynx du ptérygoïdien interne. C'est justement là l'arête de la cavité prismatique.

Il est assez fréquent de trouver un enfoncement entre le ptérygoïdien interne et le col du condyle, et un autre pareil entre le digastrique et le sterno-mastoïdien. Ces deux galeries souterraines sont destinées à recevoir des prolongements de la glande parotide. Le cul-de-sac antérieur se rencontre plus fréquemment que le second.

Le creux parotidien est tapissé dans tout son pourtour par une aponévrose épaisse, résistante et nacrée.

Telle est la loge parotidienne dont la capacité varie avec les divers mouvements que peut exécuter le maxillaire inférieur.

5° Organes contenus dans cette cavité. — *La glande parotide*, le plus important de tous ces organes par son volume et par ses fonctions, se trouve moulée dans cette excavation à la manière d'une cire liquide qu'on y aurait coulée. Elle représente par conséquent un prisme à forme triangulaire, ayant une de ses faces tournée vers la peau, et son arête principale vers les parois du pharynx. Cette glande, qui est la plus volumineuse des glandes salivaires, n'est pas toute entière confinée dans la loge qui la protège. Une bonne portion sort de l'excavation, empiète sur la région massétérine et surplombe son conduit excréteur dit *de Sténon* [1].

En avant, elle répond au bord postérieur de la mâchoire qu'elle embrasse à la manière d'une gouttière, au ligament latéral interne de l'articulation temporo-maxillaire et au bord postérieur du ptérygoïdien interne ; plus bas elle n'est séparée de la glande sous-maxillaire que par une lame fibreuse, dépendance de la paroi inférieure du creux parotidien. Cette glande affecte encore de ce côté des con-

1 Sténon naquit à Copenhague en 1638. Après avoir beaucoup étudié et beaucoup voyagé, il résida à Florence où il devint médecin de Ferdinand II, grand duc de Toscane, vers 1667. Trois ans après il retourna dans son pays où il fut nommé professeur d'anatomie. Revenu en Toscane, il embrassa l'état ecclésiastique ; il avait abjuré les doctrines luthériennes en 1669. Il devint évêque de Titiopolis en 1677, et vicaire apostolique dans les pays septentrionaux, Il mourut à Schwérin en 1686.

nexions intimes importantes qui méritent d'être signalées. En effet, un peu au-dessous du col du condyle le tissu glandulaire est séparé du rebord osseux par l'artère maxillaire interne et le nerf auriculo-temporal.

En arrière, la Parotide s'applique sur l'apophyse mastoïde, le sterno-mastoïdien, le digastrique et le bouquet de Riolan, (*stylo-hyoïdien, stylo-glosse, stylo-pharyngien*). Entre l'apophyse mastoïde et les muscles qui la prolongent d'une part, et de l'autre entre l'apophyse styloïde et les muscles qui s'y insèrent, on voit une lame aponévrotique excavée en hémisphère et appuyée profondément sur la masse latérale de l'atlas. Or cette aponévrose sépare la glande parotide de l'artère occipitale qui longe le bord supérieur du digastrique en empiétant un peu sur sa face interne ; elle passe ensuite entre l'apophyse transverse de l'atlas et la rainure mastoïdo-digastrique pour devenir superficielle bientôt après.

D'un autre côté, entre l'apophyse styloïde en dehors et les apophyses transverses cervicales en dedans, se trouve tendue une autre lame aponévrotique qui sépare de la glande en dehors deux nerfs crâniens, le Spinal et le Glosso-pharyngien, plus en dedans la Jugulaire interne et la Carotide interne et enfin plus profondément encore les nerfs pneumo-gastrique, grand hypoglosse et grand sympathique. Tous ces organes vasculaires et nerveux sont plongés dans le tissu cellulaire rétro-pharyngien.

Ces rapports donnent une idée du mal que ferait un instrument tranchant poussé perpendiculairement à la face externe de la Parotide.

La face externe de la glande est sous cutanée. Elle est beaucoup plus large que les deux autres et s'étend dans le sens vertical depuis le tubercule zygomatique jusqu'à un centimètre en dessous de l'angle de la mâchoire. Latéralement, elle va de l'apophyse mastoïde jusqu'au milieu du masséter. Elle est immédiatement recouverte par son aponévrose d'enveloppe qui la cloisonne à l'intérieur, ensuite par une couche cellulo-adipeuse très épaisse chez les enfants et mince chez l'adulte, dans laquelle on trouve les fibres du muscle risorius de Sanctorini [1], émanation du muscle peaucier, enfin par la peau.

L'extrémité supérieure manque de gaîne fibreuse ; elle adhère par un tissu cellulaire médiocrement serré au conduit auditif externe et à l'articulation temporo-maxillaire qu'elle recouvre.

L'extrémité inférieure de la glande s'applique sur le plan fibreux déjà signalé qui recouvre le digastrique et le bouquet de Riolan [2], elle n'est séparée de la glande sous-maxillaire que par une cloison qui se continue avec le ligament stylo-maxillaire.

Enfin l'*arête* de la Parotide s'enfonce dans la profondeur des tissus en avant de l'apophyse styloïde jusqu'au voisinage des parois latérales du pharynx qu'elle n'atteint pas.

[1] Sanctorini était professeur de médecine et démonstrateur d'anatomie à l'école de Venise au commencement du XVIIIe siècle.

[2] Riolan, né à Paris en 1577, fut nommé professeur d'anatomie et de botanique par Louis XIII en 1613. Il fut médecin de Marie de Médicis. Il mourut à l'âge de quatre-vingts ans après avoir subi deux fois l'opération de la taille.

Vaisseaux. — La loge parotidienne et la glande salivaire, qu'elle renferme, sont sillonnées par des vaisseaux de trois ordres et par des nerfs.

La *Carotide externe* passe sous le digastrique et le stylo-hyoïdien, s'engage dans l'intervalle anguleux qui sépare ce dernier muscle du stylo-glosse et débouche dans la région. Elle atteint ainsi par un trajet oblique en haut et en arrière l'extrémité inférieure et externe de la face postérieure de la Parotide ; puis elle devient brusquement verticale, et alors tantôt (c'est le cas le plus fréquent) elle plonge dans le tissu glandulaire, dont une mince couche la sépare soit de la face postérieure, soit de l'arête de la *glande*, et tantôt (mais rarement) elle se creuse sur cet organe un sillon qui en occupe l'arête interne tout en empiétant sur sa face postérieure. Au niveau du col du condyle elle se bifurque en ses deux branches terminales.

Dans son trajet à travers la glande cette artère fournit :

1° L'*auriculaire postérieure*, qui traverse l'extrémité inférieure de la Parotide pour lui devenir postérieure et atteindre ainsi à travers la région mastoïdienne, entre l'apophyse mastoïde et le conduit auditif, la partie la plus basse du pavillon de l'oreille où elle se bifurque en deux branches de terminaison.

2° Les *auriculaires antérieures*, qui sont en nombre variable et qui traversent la glande de dehors en dedans et d'avant en arrière.

Les deux branches de bifurcation de la carotide externe sont situées en haut de la région. Ce sont :

1° *La maxillaire interne*, qui sort presque immédiatement

du creux parotidien, pour ramper sous le col du condyle contre lequel elle est appliquée par une lame fibreuse spéciale. Elle va se perdre dans la fosse sphéno-maxillaire en se divisant en quatre branches.

2° *La temporale superficielle*, qui traverse la glande obliquement de dedans en dehors et de bas en haut ; elle en sort au niveau du tubercule zygomatique et donne avant de s'en dégager *la transversale* de la face. Celle-ci a été vue quelquefois émerger de la branche mère.

Ces artères sont très flexueuses et accompagnées dans leur parcours par des *veines*. Mais outre ces satellites, on trouve dans la région une veine importante, la *Jugulaire externe*, située en dehors et un peu en avant du tronc carotidien. Dans l'épaisseur de la glande cette veine reçoit plusieurs rameaux tributaires venus des parties voisines, articulation temporo-maxillaire, conduit auditif...., etc. ; elle s'anastomose avec la jugulaire interne.

Les artères et les veines adhèrent tellement au tissu propre de la glande qu'il est impossible d'enlever la parotide sans les endommager toutes.

Les vaisseaux lymphatiques de cette région s'y trouvent en grand nombre et en raison directe de la grande activité sécrétoire de la glande. Quant aux ganglions, ils sont dits *parotidiens* et divisés en superficiels et profonds. Les superficiels sont sous-aponévrotiques et reçoivent leurs vaisseaux, soit de la Parotide, soit surtout des téguments de la tête et de la face. Les ganglions profonds sont situés dans le tissu même de la glande vers son arête interne, c'est-à-dire aux environs de la carotide externe. Ils sont à l'état normal d'une petitesse extrême, mais en s'hypertrophiant ils peuvent soulever la glande en masse et l'expulser en partie de sa loge.

Les nerfs, qui sillonnent cette région, sont *le facial* et *l'auriculo-temporal.*

Le facial, dès sa sortie du trou stylo-mastoïdien, s'infléchit en avant pour s'engager dans l'épaisseur de la glande parotide vers le milieu de sa paroi postérieure ; il la traverse alors en se dirigeant obliquement d'arrière en avant, de haut en bas et de dedans en dehors, croise, chemin faisant, la veine temporo-parotidienne et après un court trajet il se dissocie en deux branches : temporo-faciale et cervico-faciale, dont les rameaux sortent isolément de la glande à différentes hauteurs.

L'auriculo-temporal, émanation du nerf maxillaire inférieur, traverse la Parc tide à sa partie supérieure mais de bas en haut. Il fournit un filet anastomotique à la branche temporo-faciale et vient se placer dans un sillon qui sépare le condyle du conduit auditif. Il s'isole alors de la glande au niveau même de la tête du condyle pour devenir sous-cutané. C'est en cet endroit qu'on a proposé de pratiquer sa section pour combattre certaines névralgies dentaires rebelles et réfractaires à tout agent thérapeutique. L'anatomie n'a pas encore expliqué le mode d'action de cette opération, qni a cependant une valeur réelle et que l'expérience a sanctionné.

Enfin la *branche auriculaire* du plexus cervical fournit quelques filets, qui ne font que traverser la parotide pour se terminer au pavillon de l'oreille et aux téguments de la partie inférieure de la face,

Considérations chirurgicales. — Après tous ces détails anatomiques, que penser de l'extirpation de la glande parotide ?

Si la dégénérescence morbide est limitée, et que l'opération ne doive être que partielle, elle sera évidemment praticable, sauf à lier de très gros vaisseaux s'il y a lieu.

Mais au sujet de l'extirpation totale les opinions sont partagées. *Allan Burns* a soutenu qu'il était impossible d'en effectuer une éradication complète. *Boyer* [1], avec son grand bon sens chirurgical, dit qu'il est plus sage de ne pas tenter cette opération.

M. *Richet* soutient aussi qu'elle est impraticable, parce qu'on n'est jamais sûr d'en atteindre tous les prolongements et qu'on s'expose en outre à blesser le nerf pneumogastrique, à ouvrir la jugulaire interne, la carotide externe ou même le pharynx, sans parler de la possibilité de l'entrée de l'air dans les veines.

D'autres remarquent avec *Nélaton*, que lorsque la glande devient le siége d'une tumeur, celle-ci, prenant son point d'appui sur la base de la cavité parotidienne, se porte en dehors et se trouve ainsi en partie déracinée. Ils induisent de ce fait que l'énucléation complète est possible. Le

1 Boyer naquit dans le Limousin en 1760. Elève de Desault, il fut nommé professeur de médecine opératoire à la création de l'Ecole de Santé. Il devint plus tard professeur de clinique externe, et en l'an XII médecin de l'Empereur. Il est mort en 1833 avec la réputation du plus célèbre de tous les chirurgiens connus.

fait est que *A. Berard*[1] en rapporte quatorze cas authentiques.

Si les circonstances anatomiques devaient seules décider la question, nous dirions que les organes les plus importants, tels que veine jugulaire interne, pneumo-gastrique et glosso-pharyngien étant séparés de la glande par une lame fibreuse assez résistante, ainsi que les parois pharyngiennes, peuvent avec un peu d'habileté être épargnées. Mais les processus morbides portant les détériorations dans les profondeurs des tissus et à des distances qu'on ne saurait prévoir, on ne peut évidemment avancer rien de certain. Une sévère prudence doit donc être dans tous les cas la ligne de conduite du chirurgien.

Une tumeur parotidienne peut, en comprimant la portion cartilagineuse du conduit auditif, amener la surdité de ce côté ; en se portant du côté du maxillaire, gêner les mouvements de mastication ; en comprimant ou en refoulant les nerfs de la région, occasionner des névralgies ou des paralysies locales.

Les solutions de continuité de la glande amènent fréquemment des fistules salivaires, souvent très difficiles à guérir.

Enfin les tumeurs et les phlegmons de la région parotidienne s'accompagnent d'une réaction générale très vive et de douleurs très intenses, à cause des nerfs qui s'y trouvent en abondance.

[1] A. Bérard, né en 1802 à Varrins (Maine-et-Loire), fut nommé, après dix ans de compétitions, en 1842, professeur de clinique chirurgicale à Paris. Il est mort en 1846 d'un cancer d'estomac.

RÉSUMÉ DE LA RÉGION PAROTIDIENNE

Position et définition.

Limites. — Antérieure, postérieure, supérieure, inférieure.

Anatomie des formes. — Sillon vertical en corrélation directe avec les mouvements de la mâchoire inférieure.

Couches anatomiques. — 1° *La peau.*

2° *Le fascia superficialis.* — Siége de l'oreillon. Nerf auriculo-temporal et divisions du plexus cervical superficiel. Ganglions lymphatiques.

3° *Aponévrose parotidienne.* — N'est autre que la coque fibreuse de la glande.

4° *Excavation parotidienne.* — Forme d'un prisme triangulaire. Trois faces : externe, postérieure, antérieure. Deux extrémités : supérieure, inférieure. L'arête.

5° **Organes contenus dans l'excavation.** — *Glande parotide* : Sa forme est celle de l'excavation dans laquelle elle se moule exactement. Ses rapports : en avant, en arrière, en dehors, en haut, en bas et en dedans.

Vaisseaux. — Carotide externe, son parcours, ses rapports ; ses collatérales sont : l'auriculaire postérieure, les auriculaires antérieures. Les branches de bifurcation sont : la maxillaire interne, la temporale superficielle qui donne la transversale de la face.

Veines. — Les satellites des artères et la jugulaire externe.

Vaisseaux lymphatiques. — Ganglions parotidiens.

Nerfs. — Facial, auriculo-temporal. Branche auriculaire du plexus cervical.

Considérations chirurgicales. — Opinions diverses sur l'extirpation totale ou partielle de la glande.

Région Sus-Hyoïdienne

La **Région sus-hyoïdienne** forme l'étage supérieur de la partie antérieure du cou. Son voisinage de la région bucco-pharyngienne et ses connexions intimes avec la langue sont tels, que c'est très souvent par elle que le chirurgien pénêtre pour atteindre les divers organes qui y sont contenus, et c'est elle que la plupart des auteurs relient soit à la bouche, soit à la langue, en la décrivant tantôt sous le nom de *Paroi inférieure de la bouche*, tantôt sous celui de région *glosso sus-hyoïdienne*, comme l'ont fait *Blandin* et *Malgaigne* Mais, à un point de vue purement anatomique, la région sus-hyoïdienne mérite bien une description spéciale.

Limites. — Impaire et symétrique, elle est limitée *en haut* et *en avant* par la courbe parabolique du maxillaire inférieur, *en bas* et *en arrière*, par l'os hyoïde, *latéralement* par les vaisseaux carotidiens et le bord interne des sterno-mastoïdiens.

Anatomie des formes. — Elle présente ici peu de particularités. Chez tous les sujets on voit en bas, près de l'os hyoïde, un angle arrondi ouvert en bas et en avant, qui répond à la courbure de la langue. Latéralement le relief des sterno-mastoïdiens s'y accuse d'autant plus que le sujet est plus amaigri.

En avant elle est tantôt plane comme chez les maigres, tantôt arrondie et pendante en double et triple étage, comme chez les obèses. D'ailleurs la laxité de tous les éléments cutanés et musculaires, appuyés sur un squelette flottant (hyoïde), donne à la région une grande mobilité que le chirurgien ne doit pas perdre de vue, soit pour se mettre en garde contr'elle dans les incisions, soit pour la mettre à profit dans la ligature de la linguale, parce qu'on peut faire saillir la grande corne de cet os durant les divers temps de l'opération pour s'en faire un point de repère, sur la fidélité duquel on est en droit de compter.

Couches anatomiques. — 1° *La peau* fine, souple, mobile et extensible, ce qui la rend très propre aux autoplasties, se couvre de poils chez l'homme adulte, et offre une foule de follicules sébacés dont l'ouverture, en s'obstruant, donne naissance à ces kystes sébacés, qu'on y rencontre fréquemment.

2° Le *fascia sous-cutané*, en se chargeant de graisse chez les obèses, produit ces bourrelets adipeux appelés *double, triple menton*. Entre ses deux lames cheminent les fibres rosées du *peaucier* dans une direction oblique en bas et en dehors.

3° *L'aponévrose*, qui est tantôt forte et réellement fibreuse, n'est d'autres fois qu'une toile celluleuse. De chaque côté elle semble s'insérer au bord interne du sterno-mastoïdien, parce qu'elle se dédouble pour envelopper ce muscle. En haut, elle se fixe sur tout le bord inférieur de la mâchoire, et en bas, sur toute la base de l'os hyoïde. De sa face profonde se détachent des cloisons qui vont engaîner les muscles sus-hyoïdiens et surtout la glande sous-maxillaire. Aux deux angles supérieurs de la région, c'est-à-dire au niveau des deux angles de la mâchoire, elle s'unit très solidement à l'aponévrose parotidienne pour obturer la loge de cette glande, et établir entre ces deux régions un écran fibreux que les collections purulentes ont de la peine à franchir. Velpeau attribue à la faible résistance de cette aponévrose le manque de fluctuation dans les abcès de cette région. Il serait peut-être plus rationel de l'attribuer à l'absence de point d'appui du clapier en arrière à cause de la mobilité des parties ; mais si, à l'exemple de M. Richet, on soutient à l'aide du doigt introduit dans la bouche les parois dépressibles de la région on perçoit la fluctuation tout aussi bien et même mieux qu'ailleurs.

4° *La masse musculaire* peut être divisée en quatre plans :

Premier plan. Il est formé par deux muscles :

1° Le *digastrique*, dont le ventre postérieur s'insère dans une coulisse de l'apophyse mastoïde, descend en bas, en avant et en dedans, perfore le stylo-hyoïdien et fournit le tendon mitoyen du muscle, lequel, après avoir glissé dans un pont fibro-séreux qui le relie à l'hyoïde, donne naissance au ventre antérieur qui se termine à une fossette située sur la partie moyenne du bord inférieur du maxillaire [1].

[1] Dans un concours pour la place d'aide d'anatomie à Montpellier, le hazard de l'urne m'ayant donné cette région à disséquer, j'ai trouvé le

2° *Le stylo-hyoïdien*, qui s'étend de l'apophyse styloïde à l'os hyoïde, intercepte avec le ventre postérieur du digastrique un angle très aigu ouvert en haut et en arrière.

Dans l'espace elliptique formé par ce premier plan musculaire et le rebord de la mâchoire sont logés la *glande sous-maxillaire* et des ganglions lymphatiques.

Deuxième plan. Il n'est formé que par le *mylo-hyoïdien* qui, sous forme d'un plan charnu oblique en bas et en arrière, s'insère en haut à toute la ligne mylo-hyoïdienne et en bas à la lèvre antérieure du bord supérieur du corps hyoïde. Sa face postéro-supérieure est en rapport d'une part, avec la muqueuse buccale dont il est séparé dans une certaine étendue par la glande sublinguale, et, d'autre part, avec le troisième plan musculaire dont le séparent un prolongement de la glande sous-maxillaire, l'artère linguale, le grand hypoglosse et le nerf lingual.

Troisième plan. Celui-ci est constitué : 1° sur la ligne médiane par les deux petits muscles *génio-hyoïdiens* dont le nom indique les attaches. 2° sur les parties latérales en

ventre antérieur du digastrique bifide de chaque côté, mais avec une disposition différente à droite ou à gauche.

A droite, de l'insertion au maxillaire du ventre antérieur se détachait un faisceau musculaire assez fort qui allait s'implanter sur le milieu de la grande corne de l'hyoïde.

A gauche, la disposition bifurquée se faisait en sens inverse, c'est-à-dire que le faisceau supplémentaire partait du tendon mitoyen pour aller s'insérer sur le maxillaire à un centimètre en dehors du ventre antérieur. Dans les deux cas le muscle était trigastrique.

allant d'avant en arrière par le *basio-glosse* à fibres presque verticales quoiqu'un peu obliques en haut et en avant, par les deux faisceaux inférieurs de terminaison du *stylo-glosse* à fibres antéro-postérieures, et enfin par le *cérato-glosse* à peu près vertical.

Tout ce plan forme un espace demi-cylindrique, convexe en avant, ayant pour base l'hyoïde et formant une sorte de colonne de sustentation à la langue.

Quatrième plan. Il est uniquement formé par les deux *génio-glosses* : leur extrémité antérieure s'insère par un tendon assez fort aux apophyses géni supérieures situées sous la muqueuse buccale ; leur extrémité postérieure étalée en éventail va prendre sous la langue une multitude d'insertions dont l'exposé serait déplacé dans cette description topographique. C'est à tort que Bonnet de Lyon a proposé la section sous-muqueuse des tendons de ces muscles pour rémédier au bégaiement qui ne consiste pas dans une lésion locale des organes linguaux, mais dans un vice de l'encéphale. Grâce aux observations de Mme Leigh, de New-Yorck, la thérapeutique possède une méthode curative importée en France par Malbouche et consistant principalement dans la manière d'exercer la langue.

Organes. — *La glande sous-maxillaire,* placée dans l'espace ovalaire délimité par le premier plan, est maintenue appliquée contre une fossette de la face interne du maxillaire par sa coque fibreuse, qui l'empêche de faire saillie dans la région du cou pendant l'extension de la tête. Allongée dans le sens antéro-postérieur plutôt que transversalement, elle avoisine par son extrémité postérieure l'extrémité inférieure de la parotide ; tandis qu'en avant où elle rencontre le bord postérieur du mylo-hyoïdien, elle se dédouble en deux segments, qui se placent, l'un sur la face externe du muscle et l'autre sur l'interne. Elle répond : *en bas*, à l'aponévrose qui la sépare des couches plus superficielles ; *en haut*, au nerf lingual qui lui remet quelques filets nerveux ainsi qu'à la muqueuse buccale ; *en dehors*, au maxillaire qui lui prête une fossette protectrice ; *en dedans*, à l'hyo-glosse et en partie seulement au mylo-hyoïdien.

De son extrémité antérieure part son conduit excréteur, dit *de Warthon* [1], dont le chirurgien doit bien connaître les rapports car sa lésion amène toujours des fistules salivaires. Placé, dès son origine, entre le mylo-hyoïdien et le lingual inférieur, ce canal se loge ensuite entre ce dernier et le génio-glosse d'une part et la glande sublinguale de l'autre, dont il croise la face interne à la manière d'une diagonale, qui correspondrait en arrière à la partie la plus déclive de celle-ci et en avant à sa partie la plus élevée. Jusque-là ce conduit a été oblique en haut, en avant et en dedans ; mais parvenu à la base du frein de la langue il se coude brusquement pour devenir antéro-postérieur, et s'ouvrir, en s'adossant à son congénère, sur un tubercule situé derrière les incisives. Par son côté externe et inférieur il côtoie tout le temps le nerf lingual. Son calibre,qui

[1] *Warthon* naquit en 1610 dans le duché d'Yorck. Il fut lecteur d'anatomie au collége de Gresham. Il mourut vers 1675 en laissant au public un *Adénographie* ou *description des glandes du Corps humain*, ouvrage qui a eu plusieurs éditions.

est plus considérable que celui de Sténon, la minceur et la dilatabilité de ses parois ont fait croire pendant longtemps qu'il était le siége de la *grenouillette* ou *ranule*. La majorité des chirurgiens modernes regardent cette tumeur comme un kyste indépendant du canal salivaire et lui opposent le même traitement qu'à l'hydrocèle. L'excision complète recommandée par Mercuriali et Diemerbroeck n'est pas de mise, parce qu'elle expose à la blessure des artères ranines.

La glande sublinguale est plus petite et placée *en dedans* du maxillaire qui lui donne aussi une fossette comme à la précédente, *en dehors* du conduit de Warthon et du génioglosse, *au dessous* de la muqueuse buccale qu'elle soulève sur les côtés du frein, *au-dessus* du mylo-hyoïdien qu'il suffit d'enlever pour la découvrir. Son conduit excréteur dit de *Rivinus* [1] s'ouvre isolément dans la bouche et sans communication avec celui de la glande précédente.

Vaisseaux et nerfs. — *L'artère faciale*, venue de la Carotide externe, oblique en haut et en avant, traverse la région dans le sens d'une ligne allant de l'extrémité de la grande corne de l'os hyoïde au bord antérieur du masséter. Flexueuse et recouverte à sa naissance par le stylo-hyoïdien, le digastrique et la glande sous-maxillaire sur laquelle elle se creuse un sillon, elle devient superficielle à mesure

[1] *Rivinus* Auguste Quirin naquit à Leipsick en 1652. Son père qui s'appelait Bachman avait changé son nom contre celui de Rivinus, parce que, à cette époque, les savants avaient la manie de gréciser ou de latiniser leurs noms patronymiques. Il fut nommé à la chaire de physiologie et de botanique et mourut en 1723.

qu'elle se rapproche des limites supérieures de la région et contourne le bord du maxillaire en s'appuyant directement sur sa face externe. Cette situation lui a fait donner aussi le nom de *maxillaire externe*. C'est en ce point, en avant du bord antérieur du masséter, que le chirurgien la fait comprimer par un aide, lorsqu'il a une opération à pratiquer sur les tissus vascularisés par elle.

En haut de la région, elle fournit la *sous-mentale*, qui suit le bord du maxillaire inférieur et va se perdre dans des attaches musculaires derrière la symphyse du menton et en avant du mylo-hyoïdien.

La Linguale, qui est d'un calibre assez considérable, émerge du même tronc que la précédente, mais en dessus d'elle ; elle s'enfonce de suite dans la profondeur des tissus, marche au-dessus de la grande corne hyoïdienne et parallèlement à elle, entre l'hyo-glosse qu'elle laisse en dehors, et le génio-glosse en dedans ; puis au niveau du bord antérieur du premier de ces muscles elle devient ascendante et arrive ainsi sous la langue où elle pénètre après avoir fourni un petit rameau.

Dans la ligature de cette artère, il faut éviter de blesser le nerf grand hypoglosse, qui est sur un plan inférieur à l'artère.

Les veines suivent et accompagnent les artères dans leur parcours et vont se jeter dans les jugulaires.

Les nerfs sont ou superficiels ou profonds. Les premiers émanés du plexus cervical et du facial cheminent transversalement entre les deux feuillets du fascia sous-cutané.

Les profonds sont : 1° *le Lingual ou petit hypoglosse* qui, venu du nerf maxillaire inférieur, apparaît dans la région en dedans et au dessus de la glande sous-maxillaire entre elle et la muqueuse. Après avoir côtoyé le bord de la langue, il s'y enfonce à travers l'hyo-glosse et le génio-glosse et se rend à ses papilles. Il s'anastomose sur la face externe de l'hyo-glosse avec le grand hypoglosse. C'est un nerf sensitif ; de là l'absurdité de sa section dans le bégaiement, puisque cette infirmité provient d'un vice originel ou accidentel de la partie du cerveau qui préside à la motricité soit de la langue seule, soit de la langue et des muscles de la face, comme on le voit chez bon nombre de bègues, qui ont en même temps un tic de quelques muscles du visage. D'ailleurs il en est de cette opération comme de toutes celles qui ont été proposées pour guérir le bégaiement. Elles sont condamnées en théorie et en pratique. Elles ont quelquefois occasionné la mort des patients et ont eu toujours un succès immédiat, c'est-à-dire la cessation momentanée du bégaiement, comme le succés qui est amené par une émotion morale. Mais la guérison n'a jamais plus duré que l'impression causée par l'opération et a disparu avec l'effet moral d'un espoir déçu.

2° *Le grand Hypoglosse*, venu directement du cerveau, est préposé à la motilité de la langue et de tout l'appareil hyoïdien. Il descend parallèlement aux Carotides en dehors, leur devient bientôt antérieur, passe en dedans du ventre postérieur du digastrique et du stylo-hyoïdien, croise les artères faciale et linguale en se plaçant entre elles et leurs veines, suit le trajet de la linguale un peu au-dessous d'elle et s'enfonce enfin pour se perdre dans l'hyo-glosse et le génio-glosse après s'être anastomosé avec le lingual.

3° *Le laryngé supérieur*, parti du pneumo-gastrique, est profondément situé sur le constricteur inférieur qu'il finit par traverser, pour aller innerver la partie supérieure du larynx.

4° *Le rameau mylo-hyoïdien*, venu du dentaire inférieur au moment où il pénètre dans son canal osseux, suit d'abord un conduit ostéo-membraneux et puis innerve le mylo-hyoïdien et le ventre antérieur du digastrique.

5° *Le ganglion nerveux sous-maxillaire*, découvert par *Meckel* [1], est situé entre la glande de ce nom et le nerf lingual, avec ses trois racines : la sensitive venue du lingual, la motrice de la corde du tympan et la grise du grand sympathique. Ce renflement émet des filets nerveux pour le lingual, le conduit de Warthon et la glande sous-maxillaire.

Lymphatiques. — Les ganglions dits *sous-maxillaires* pullulent dans cette région ; les profonds sont sous-aponévrotiques et entourent pour la plupart l'origine des artères linguale et faciale. M. Richet en signale un ou deux dans le triangle formé par les ventres du digastrique ; ils reçoivent les lymphatiques de la lèvre inférieure et du plancher de la bouche ; ils peuvent donc devenir le siége d'engor-

1 *Meckel* (Jean-Frédéric) naquit à Wetzlar en 1724. Il étudia à Gœttingue sous Haller, dont il fut l'élève le plus distingué. Il soutint pour le doctorat une thèse devenue célèbre sur les nerfs de la cinquième paire. Il devint professeur d'anatomie à Berlin et mourut en 1774 avec la réputation d'un anatomiste célèbre.

gements difficiles à résoudre dans les ulcérations de ces organes, et donner lieu à des erreurs de diagnostic.

Quant aux ganglions superficiels, ils sont moins nombreux et comme ils s'engorgent dans les mêmes cas que les profonds, leur extirpation est souvent très laborieuse, parce qu'ils forment alors avec les précédents un véritable chapelet ganglionnaire. La diathèse scrofuleuse trouve là un terrain propice pour ses manifestations extérieures ; on peut même dire que c'est son siége de prédilection. Les cicatrices indélébiles, que l'on remarque en cet endroit chez beaucoup de personnes, sont la preuve palpable du tempérament lymphatique.

Tissu cellulaire. — Tous ces éléments, si variés par leur forme et par leur nature, sont plongés dans un atmosphère de tissu cellulaire lâche et granuleux, qui ne communique jamais avec le tissu cellulo-adipeux sous-cutané et ne prend aucune part à la formation des doubles et triples mentons.

Squelette de la région. Os hyoïde flottant, mais n'échappant pourtant pas toujours par sa mobilité aux causes de fractures. Ainsi quand on saisit violemment un homme à la gorge, on peut lui fracturer l'hyoïde, d'où asphyxie.

Conséquences chirurgicales. Il ressort de cet exposé anatomique qu'une arme offensive, qui frapperait sur la ligne médiane de cette région, ne produirait pas grand mal, puisqu'on n'y trouve que les extrémités capillaires des vaisseaux, les dernières ramifications nerveuses et les interstices musculaires. Cependant M. Richet rapporte le cas d'un individu qui s'était fait pareille blessure par un coup de pistolet. Après quelques jours de tamponnements le célèbre chirurgien *Maisonneuve* alla lier, au fond de la plaie convenablement élargie, celle des artères linguales qu'il crut blessée. Malgré cette opération, de fréquentes hémorrhagies se produisirent et emportèrent le malade. Il est évident que si pareil cas se représentait, il faudrait, de suite et sans attendre le gonflement des parties, aller lier à leur origine les deux artères linguales.

RÉSUMÉ DE LA RÉGION SUS-HYOIDIENNE

Position.

Limites. — Supérieure, inférieure, latérales.

Anatomie des formes. — Angle arrondi ouvert en avant. Saillie des sterno-mastoïdiens. Double menton.

Couches anatomiques. — 1° *La peau.* Fine et extensible.

2° *Le fascia sous-cutané.* — Chargé de graisse. Fibres du peaucier.

3° *L'aponévrose.* — Ses caractères et ses connexions avec l'aponévrose parotidienne.

4° *Muscles.* — formant quatre plans :

I. Digastrique. Stylo-hyoïdien.

II. Mylo-hyoïdien.

III. Génio-hyoïdiens. Basio-glosse. Stylo-glosse.

IV. Génio-glosses. Ténotomie sous-muqueuse de ces muscles pour guérir le bégaiement.

Organes. — *Glande sous-maxillaire.* Sa position. Ses rapports. Conduit excréteur dit de Warthon. Son trajet. — Considéré longtemps comme étant le siège de la grenouillette.

Glande sublinguale. — Position et rapports. — Conduit excréteur de Rivinus.

Vaisseaux. — *Artère faciale ou maxillaire externe,* qui donne la sous-mentale.

Linguale.

Veines sans importance.

Nerfs. — Emanations du plexus cervical et du facial.

Lingual ou petit hypoglosse.

Grand hypoglosse.

Laryngé supérieur.

Rameau mylo-hyoïdien.

Ganglion nerveux sous-maxillaire ou de Meckel.

Vaisseaux lymphatiques. — Ganglions superficiels ou profonds,

Tissu cellulaire.

Squelette de la région. — Os hyoïde. Sa fracture peut amener l'asphyxie.

Conséquences chirurgicales. — Une blessure faite sur la ligne médiane peut être sans danger.

Région Sous-Hyoidienne

Cette **Région**, impaire et symétrique, est comprise entre les sterno-mastoïdiens, l'os hyoïde et le sternum.

Anatomie des formes. — En la parcourant de haut en bas, on y ressent au toucher *l'os hyoïde*, au-dessous *la pomme d'Adam* qui fait une proéminence anguleuse, ensuite la dépression due à la membrane *crico-thyroïdienne* ; plus au-dessous l'anneau du cartilage *cricoïde* ; enfin un enfoncement causé par la position plus en arrière des premiers anneaux trachéens. Chez les femmes se trouve en ce point l'éminence arrondie de la *glande thyroïde*. Sur la ligne médiane et tout-à-fait en bas de la région on voit la fossette sus-sternale, et ce pli gracieux que l'on désigne sous le nom charmant de *collier de Vénus*. Enfin sur les côtés se dessine le relief des muscles sterno-mastoïdiens.

Couches anatomiques. — 1° *La peau* y est mince, fine, molle, glabre, mobile et de plus bistre chez les vérolés constitutionnels.

2° *La couche sous-cutanée* est lamelleuse, simple sur la ligne médiane, bifoliée sur les côtés où elle engaîne le peaucier ; elle communique avec celle des régions voisines, ce qui explique l'extension des phlegmons dans ces parties.

3° *L'aponévrose cervicale superficielle* s'insère en bas à la fourchette sternale, latéralement sur les bords antérieurs du sterno-mastoïdien ; en haut, à l'os hyoïde. Simple au milieu elle va envelopper de chaque côté les sterno-mastoïdiens.

4° *L'aponévrose omo-claviculaire*, dont nous parlerons plus longuement dans le chapitre suivant, engaîne les muscles sterno-hyoïdien, sterno-thyroïdien, thyro-hyoïdien et les grosses veines ; elle va de là s'insérer en bas à la face profonde du sternum et des clavicules.

Cette région renferme en outre des organes profonds, qui sont : le *conduit laryngo-trachéal* et *la glande thyroïde* en avant, l'*œsophage* en arrière. Ces organes sont recouverts par les sterno-hyoïdiens, qui sont convergents en haut et divergents en bas. Dans l'intervalle triangulaire qui les sépare, on voit :

1° *La membrane thyro-hyoïdienne ;*
2° *Le cartilage thyroïde* ou *pomme d'Adam ;*
3° *La membrane crico-thyroïdienne ;*
4° *Le cartilage cricoïde ;*
5° *Le commencement de la trachée* ;
6° *La glande thyroïde ;*
7° *Le plexus veineux thyroïdien ;*
8° *L'extrémité inférieure de la trachée.*

C'est dans l'aire de ce triangle que le chirurgien manœuvre pour l'opération *du croup.*

L'extrémité inférieure du sterno-hyoïdien est cachée par le faisceau sternal du sterno-mastoïdien dont le sépare toute l'épaisseur de l'articulation cléido-sternale. En arrière, se trouvent les sterno-thyroïdiens séparés par un triangle disposé en sens inverse. Sur les côtés la présence de l'omo-hyoïdien oblique en bas et en dehors détermine deux triangles, l'un supérieur ou *omo-hyoïdien*, l'autre inférieur dit *omo-trachéal*. L'espace *omo-hyoïdien* est limité en haut, par l'os hyoïde, en dehors, par le sterno-mastoïdien, en dedans, par l'omo-hyoïdien. On y trouve une portion de la Carotide qu'on ne peut apercevoir qu'en déjetant en dehors le bord interne du sterno-mastoïdien. C'est en ce point qu'on va d'ordinaire rechercher ce gros vaisseau, soit pour le lier, soit pour pratiquer les diverses injections cadavériques. On rencontre en outre dans l'aire de ce triangle l'artère thyroïdienne supérieure et sa collatérale, la laryngée supérieure ; le nerf laryngé supérieur qui l'accompagne ; la portion antérieure des constricteurs moyen et inférieur ; enfin les parties latérales du cartilage thyroïde et de la membrane thyro-hyoïdienne.

Le *triangle inférieur*, plus grand que le précédent, est limité par l'omo-hyoïdien en haut et en dehors, par le sterno-mastoïdien en bas et en dehors, et par la trachée à la partie interne. On y voit le sterno-hyoïdien, le sterno thyroïdien, le lobe de la glande thyroïde en forme de croissant ; les artères thyroïdiennes supérieure et inférieure, le plexus fourni par le grand hypoglosse, les faces latérales du cricoïde et de la trachée, l'œsophage dans la partie gauche seulement et le nerf récurrent. Les muscles thyro-hyoïdien et crico-thyroïdien, qui sont propres au larynx, sont situés plus profondément sur les parois latérales de cet organe.

Le canal laryngo-trachéal est habituellement placé sur la ligne médiane ; mais ses rapports varient presque à chaque instant en raison de sa mobilité. Il est enveloppé d'une atmosphère celluleuse à larges mailles, qui se continue avec celle des médiastins à la faveur du canal aérien et de l'œsophage. D'où résulte : 1° la rapide extension dans la poitrine des phlegmons péri-trachéens ; — 2° une assez grande difficulté pour ouvrir la trachée, surtout chez les enfants, puisque certains chirurgiens ont imaginé divers instruments pour la fixer ; — 3° la nécessité d'une large ouverture à la trachée afin de maintenir le parallélisme entre les lèvres de la plaie cutanée et celles de la section trachéale, sous peine de voir la canule glisser sur les parois du canal, comme cela est arrivé à plusieurs chirurgiens, et entre autres à *Dupuytren*, comme l'assure *Malgaigne*, qui prétend l'avoir vu. Ce conduit se trouve en rapport : en avant et sur la ligne médiane avec la peau, le fascia sous-cutané et les aponévroses cervicales ; il y a très peu de vaisseaux, et c'est pour cela que l'opération de la trachéotomie à ce niveau peut se faire sans hémorrhagie. Sur les côtés, outre ces couches, on trouve les muscles sterno et thyro-hyoïdien, sterno-thyroïdien, omo-hyoïdien et crico-thyroïdien qui le recouvrent. Il est encore en rapport direct et immédiat avec les lobes de la glande thyroïde et la pyramide de Lalouette quand elle existe, le plexus veineux thyroïdien, les branches terminales des artères thyroïdiennes supérieure et inférieure et les nerfs récurrents. En arrière, il répond de haut en bas au pharynx dont il forme la paroi antérieure, et à l'œsophage qui le déborde un peu à gauche. En avant, on trouve les particularités de la face antérieure du larynx, dont les dispositions anatomiques sont moins accentuées chez la femme, ce qui rend son larynx plus facile à éclairer dans l'examen au laryngoscope, comme le fait remarquer M. *Fauvel*. En effet la saillie thyroïdienne étant moins prononcée, l'angle glosso-épiglottique est plus ouvert ; le diamètre antéro-postérieur du larynx est aussi plus court ; ce sont là des conditions favorables à l'éclairage. On rencontre ensuite la *glande thyroïde* ou mieux *thyréoïde* dont l'isthme, qui est du plus grand intérêt chirurgical, varie suivant les sujets et est plus grand chez la femme que chez l'homme. Cette glande est en rapport à l'état ordinaire avec les deuxième, troisième et quatrième anneaux de la trachée, auxquels elle est très adhérente en arrière. De son bord supérieur part la *pyramide de Laouette* [1] qui est assez rare, mais que j'ai rencontré plusieurs fois dans mes dissections. Ses deux bords sont côtoyés par un cercle artériel formé en haut par la branche terminale interne de la thyroïdienne inférieure et latéralement par la rencontre des branches terminales externes des deux thyroïdiennes inférieure et supérieure correspondantes.

En s'hypertrophiant cette glande est gênée dans son développement en avant, bridée qu'elle est par les muscles sous-hyoïdiens ; mais elle comprime en arrière la trachée,

1 Lalouette était un anatomiste du siècle dernier.

la carotide, les jugulaires, d'où résulte la suffocation et la difficulté de la circulation cérébrale. Pour y remédier Bonnet a proposé la myotomie des sterno-mastoïdiens.

Plus bas on découvre : 1° le *plexus veineux thyroïdien* qui devient gênant dans la trachéotomie, gorgé qu'il est par la suffocation.

2° *La thyroïdienne de Neubauer* qui est heureusement rare pour la même opération.

Plus bas encore la trachée, s'inclinant en arrière, est séparée de l'aponévrose par un tissu cellulaire qui renferme les ganglions lymphatiques, premiers anneaux de la chaîne bronchique. Leur hypertrophie peut amener l'asphyxie, non pas par compression des tuyaux aériens, mais par compression des nerfs respirateurs.

La Carotide primitive gauche est toujours juxtaposée à la trachée ; quelques millimètres les séparent à peine l'une de l'autre. La droite, aussitôt après son émergence du tronc brachio-céphalique, croise la trachée et s'en écarte bientôt pour s'enfoncer sous le sterno-mastoïdien.

Dans le sillon trachéo-œsophagien se trouve le nerf récurrent, qui à gauche s'applique même sur l'œsophage.

L'Œsophage, postérieur à tous ces organes, répond par son orifice supérieur au cricoïde qui donne insertion à son muscle constricteur (c'est le muscle crico-œsophagien de Chaussier). Placé en haut sur la ligne médiane, derrière le larynx et la trachée, le conduit alimentaire se dévie ensuite à gauche où il a des rapports plus étendus avec la carotide, la thyroïdienne inférieure et le récurrent de ce côté.

L'artère thyroïdienne supérieure venue de la carotide externe se porte, dès sa naissance, en bas et en dedans à travers le triangle omo-hyoïdien, parcourt ensuite l'espace omo-trachéal et atteint enfin la corne supérieure de la glande thyroïde où elle se divise en trois branches.

La thyroïdienne inférieure, venue de la sous-clavière, monte derrière la carotide primitive, passe au-devant de l'œsophage à gauche, puis arrive à la corne inférieure de la thyroïde où elle se bifurque comme la précédente.

Les veines suivent les artères dans tout leur trajet.

La veine jugulaire antérieure est inconstante. Elle descend verticalement en suivant le bord interne du sterno-mastoïdien, puis se coude transversalement et passe en arrière du même muscle pour aller s'aboucher dans la sous-clavière. Cette dernière, qui est l'aboutissant de toutes les jugulaires, est située derrière le sterno-mastoïdien et ne fait saillie un peu au-dessus du sternum que du côté gauche.

Les nerfs superficiels, venus du plexus cervical, serpentent transversalement dans la couche sous-cutanée.

Les nerfs profonds forment l'anse nerveuse de l'hypoglosse, d'où partent des rameaux pour les sterno-hyoïdiens, sterno-thyroïdiens et les omo-hyoïdiens.

Le laryngé supérieur, qui suit l'artère du même nom, fonrnit le laryngé externe pour le muscle crico-thyroïdien. A cause de sa nature sensitive, il apporte par ses filets nerveux la sensibilité à la muqueuse de la portion épiglottique du larynx.

Le laryngé inférieur fournit des filets à la trachée et à l'œsophage et se termine aux muscles intrinsèques du larynx moins le crico-thyroïdien. Sa section détermine la raucité de la voix et la gêne dans la déglutition des liquides, parce que la glotte est presque paralysée et qu'elle ne peut plus alternativement s'ouvrir ou se fermer.

RÉSUMÉ DE LA RÉGION SOUS-HYOIDIENNE

Position et anatomie des formes.

Couches anatomiques. — 1° *La peau.*

2° *Couche sous-cutanée.* — Lamelleuse. Fibres du peaucier

3° *Aponévrose cervicale superficielle.*

4° *Aponévrose omo-claviculaire.*

Cette région se subdivise en deux par le fait de la présence du muscle omo-hyoïdien : *triangle supérieur* ou *omo-hyoïdien* et *triangle inférieur* ou *omo-trachéal.*

Organes contenus dans ces triangles :

Canal laryngo-trachéal. — Sa position. Ses rapports.

Glande thyroïde. — Pyramide de Lalouette.

Plexus veineux thyroïdien.

Artère thyroïdienne de Neubauer, heureusement rare.

Artères carotides primitives droite et gauche. Celle-ci appartient réellement à la région.

Nerf récurrent du pneumo-gastrique.

Œsophage.

Artères thyroïdienne supérieure et inférieure.

Veines. — Jugulaire antérieure.

Nerfs. — Superficiels.

Profonds : Anse nerveuse de l'hypoglosse. Laryngé supérieur. Laryngé inférieur.

Région Sus-Claviculaire

Position. — Cette **Région**, dont les limites s'accusent même à l'extérieur, latéralement par deux reliefs musculaires, et inférieurement par un rebord osseux, occupe les parties latérales de la face antérieure ou trachélienne du cou. Renfermant des organes déjà très importants par eux-mêmes et contiguë d'une part au membre supérieur, auquel elle transmet ses éléments nerveux et vasculaires, et de l'autre à la grande cavité thoracique, dont le poumon vient réclamer dans le creux sus-claviculaire une place plus ou moins grande en faisant une hernie plus ou moins saillante au-dessous de la première côte, elle mérite une description toute particulière.

Limites. — *La région sus-claviculaire*, qui est sans contredit une des mieux délimitées et des plus naturelles du corps humain, semble au premier abord ne pas prêter matière aux dissidences des anatomistes. Cependant très peu d'auteurs se sont mis d'accord à ce sujet. Ainsi *Malgaigne*, qu'il faut toujours citer à la tête des controversistes, s'appuyant sur la duplicité non seulement anatomique mais encore physiologique et même pathologique du sterno-mastoïdien, partage équitablement ce muscle en deux parties et en décrit une portion dans la région sous-hyoïdienne et l'autre dans celle qui nous occupe. — M. *Richet* sépare le sterno-mastoïdien de tout ce qui l'entoure et prétextant l'importance de ce muscle ainsi que des parties sous-jacentes, il en fait une région à part qu'il nomme *sterno-mastoïdienne* ou *carotidienne*.

Nous dirons avec *Velpeau* que cette région est limitée en dedans et en avant par le muscle *sterno-mastoïdien*, en dehors et en arrière par les bords réunis du *Trapèze* et du *Splénius*, en bas par la clavicule.

Anatomie des formes. — On y voit une excavation dite *creux sus-claviculaire*, prononcée surtout à la partie inférieure derrière la clavicule, et plus profonde chez le vieillard que chez l'enfant, chez l'homme que chez la femme, chez les maigres que chez les obèses, dans l'inspiration que dans l'expiration, dans l'élévation du moignon de l'épaule que dans l'abaissement du bras. On y sent battre la sous-clavière et on y perçoit quelquefois le pouls veineux.

Couches anatomiques. — 1° *La peau* y est glabre et mobile, ce qui est favorable aux restaurations du cou et à la réunion des plaies.

2° *Le fascia superficialis* est composé de deux feuillets dont le superficiel peu graisseux, excepté chez la femme où il arrondit les formes, se continue avec celui du thorax, et dont le profond lamelleux s'insère en bas à la clavicule. Entre ces deux feuillets se trouve le *peaucier* dont les fibres obliques en bas et en dehors nécessitent, à cause de leur parallélisme, une incision transversale dans la saignée de la veine jugulaire externe. La contracture de ce muscle peut produire une variété de *torticolis* ; on en a eu opéré la section avec succès.

3° *L'aponévrose sus-claviculaire* se porte à la manière d'un pont du bord postérieur du sterno-mastoïdien, où elle naît de la fusion des deux feuillets de la gaîne de ce muscle, au bord antérieur du trapèze où elle se dédouble aussi pour engaîner ce dernier. En haut, elle s'insère au bord inférieur de la mâchoire, à l'apophyse mastoïde, et à la ligne courbe occipitale supérieure en se confondant avec les insertions du sterno-mastoïdien et du trapèze. En bas, elle se fixe à la clavicule. Cette aponévrose, en maintenant assez rapprochés les bords correspondants du sterno-mastoïdien et du trapèze, rend cette région bien moins étendue que ne le figurent les atlas, et transforme l'aspect triangulaire qu'on lui assigne généralement en un espace plutôt elliptique à grand diamètre vertical et à grosse tubérosité tournée en bas. Cette aponévrose, au moment où elle traverse l'espace sus-claviculaire, voit se détacher de sa face profonde une lame perpendiculaire qui, s'insinuant entre les deux scalènes, va se fixer solidement à la bifurcation des apophyses transverses cervicales qu'elle embrasse dans un dédoublement anguleux.

Couches sous-aponévrotiques. — Après avoir enlevé cette aponévrose que nous venons de décrire, la région prend l'aspect triangulaire que les auteurs lui ont assignée. La masse musculaire qu'elle contient peut être divisée en trois couches :

Premier plan. Il est formé par le sterno-mastoïdien er avant, le trapèze et l'angulaire de l'omoplate en arrière.

Le muscle *sterno-mastoïdien*, regardé par les moderne: comme simple en haut et bifide en bas, était considér(comme entièrement double par *Albinus* [1] et *Meckel*. De no: jours, une physiologie et une pathologie plus éclairées lu ont rendu sa duplicité. Comme l'a très bien démontré M. *Jules Guérin*, le faisceau sternal produit l'inclinaison et l: rotation de la tête, et le faisceau claviculaire agit comm(inspirateur. Aussi dans la plupart des torticolis le faisceau sternal est-il le seul rétracté, et si quelquefois les deu: faisceaux le sont simultanément, cela tient à l'ancienneté de la maladie, qui, rendant le faisceau claviculaire trop lon; pour l'espace qu'il occupe, lui permet avec le temps de s(rétracter aussi. Le lieu d'élection pour pratiquer la myotomie est dicté dans ce cas par les circonstances anatomiques On ne la pratiquera pas, comme le voudrait *Malgaigne*, à la partie supérieure du muscle, puisque en ce point il es tapissé par des nerfs émanés du plexus cervical (rameau: auriculaires et mastoïdiens), et traversé par le Spinal. C(ne sera pas non plus tout près de la clavicule à cause d(voisinage des vaisseaux sous-claviers, de l'embouchure d(la veine jugulaire antérieure, et du plexus veineux que forme la jugulaire externe avec les veines sus-scapulaires. L(

[1] *Albinus* naquit dans la province d'Anhalt en 1653. Il fut nomm(en 1680 professeur de médecine à Francfort-sur-Oder. Plus tard il fu prébendier du chapitre de Magdebourg avec de gros revenus, et l'Electeu: de Berlin l'appela à la cour. Il alla ensuite professer à Leyde de 1702 à 1721, année de sa mort.

lieu d'élection fixé par le *baron Boyer* est encore préférable; d'après cet illustre chirurgien la section devrait se faire à deux ou trois centimètres au-dessus de la clavicule. Comme la durée de la maladie peut avoir amené une inclinaison latérale de la colonne cervicale, il faut, après avoir opéré la myotomie, s'occuper du redressement du rachis.

Le bord antérieur du trapèze est courbe et s'étend de l'extrémité externe de la ligne occipitale supérieure à la partie externe de la face supérieure de la clavicule.

Quant à *l'angulaire de l'omoplate*, il est sous-cutané à la partie supérieure de la région en passant de la face interne du sterno-mastoïdien à la face interne du trapèze et descend plus profondément vers l'angle supéro-interne du scapulum.

Deuxième plan. Cette couche, étant musculo-aponévrotique, se trouve constituée par *l'omo-hyoïdien* et son *aponévrose*. L'omo-hyoïdien, après avoir croisé le sterno-mastoïdien, pénètre dans le creux sus-claviculaire à quatre centimètres environ au-dessus de la clavicule, puis se dirigeant en bas et en arrière il descend sous l'extrémité externe de la clavicule qu'il longe pour aller s'insérer à l'omoplate. Il forme donc avec la clavicule et le sterno-mastoïdien un triangle dit *omo-claviculaire* et dans l'aire duquel on trouve les vaisseaux sous-claviers, les artères scapulaire supérieure et postérieure et la cervicale profonde, tous recouverts par l'apenévrose omo-claviculaire. Ce triangle, qu'il est si important de connaître pour les ligatures artérielles de cette région, n'existe pas toujours, car il arrive quelquefois que l'omo-hyoïdien se rapproche tellement de la clavicule qu'il vient affleurer la veine sous-clavière qui se trouve derrièr cet os.

Au-dessous et sur le même plan vertical du muscle s voit *l'aponévrose omo-claviculaire*, qui n'est pas assurémen toute contenue dans la région, mais dont on ne peut pa aussi scinder l'étude.

Cette aponévrose est triangulaire ; sa base est représen tée par ses insertions au sternum et aux deux tiers inter nes des clavicules. Son sommet est à l'os hyoïde, ses côté sont formés par les omo-hyoïdiens. Supposée partie de l'o hyoïde et du bord inférieur des omo-hyoïdiens qu'elle déjà engaînés, elle descend verticalement, enveloppe e dedans les sterno-hyoïdiens et les sterno-thyroïdiens, e descend encore avec eux vers le sternum ; mais avant d'at teindre son point d'insertion inférieur, elle rencontre u large fleuve veineux transversalement étendu en arrière de clavicules et du sternum, et constitué en dedans par l tronc veineux brachio-céphalique, en dehors par la vei ne sous-clavière. Arrivée là, l'aponévrose se dédoubl pour engaîner ce paquet vasculaire et va se fixer en bas la face postérieure du sternum, des clavicules, du muscl sous-clavier et à la première côte. Il est aisé de se con vaincre par la dissection et l'observation des phénomène physiologiques que cette aponévrose ne ressemble en au cune façon à celle des membres. Elle est composée de deu feuillets, qui s'écartent au moment où ils forment des gaî nes, soit musculaires, soit veineuses et qui sont accolé ensemble dans le reste de leur étendue. Mais quand le muscles, surtout les omo-hyoïdiens, se contractent, il tendent l'aponévrose et amènent la séparation de ses deux feuillets. Comme ceux-ci sont très adhérents aux parois des veines, ils maintiennent béant le calibre de celles-ci. De là résultent : 1° une analogie de disposition de ces veines avec celle des sinus crâniens; 2° un facile abord du sang dans le cœur pendant l'inspiration, et, par contre, la suffocation imminente qui est consécutive à l'incision de ces deux feuillets ; 3° l'entrée de l'air dans les veines.

Les omo-hyoïdiens sont les tenseurs de cette aponévrose.

Troisième plan. Il est formé par les deux *scalènes*, convergents et tendineux en haut, où ils s'insèrent, l'antérieur aux tubercules antérieurs des apophyses transverses des troisième, quatrième, cinquième, sixième vertèbres cervicales ; le postérieur aux tubercules postérieurs des six dernières vertèbres cervicales. Ces deux muscles s'écartent en bas où ils forment avec la première côte, sur laquelle ils s'insèrent, un espace triangulaire dans lequel passe l'artère sous-clavière et le plexus brachial.

Vaisseaux. — *L'artère sous-clavière* décrit ici un arc dont la corde est représentée par le muscle sous-clavier et dont la partie culminante est au point où l'artère passe sur la première côte entre les deux scalènes. Au point de vue de la région nous devons la prendre au moment où elle entre dans le triangle scaléno-costal. En la disséquant on lui trouve une portion horizontale (portion intermusculaire) et une portion oblique en bas, en dehors et un peu en avant (portion sous-aponévrotique). Elle croise la clavicule environ à six centimètres de son extrémité externe, ou si l'on veut à quelques millimètres en dehors du tiers interne de cet os. Dans son trajet horizontal elle est séparée de la peau par le scalène antérieur, l'omo-hyoïdien et le faisceau claviculaire du sterno-mastoïdien ; mais dans sa portion oblique elle est très superficielle : aussi est-ce cette portion que l'on sent battre en comprimant les téguments en arrière et un peu au-dessus de la clavicule, immédiatement en dehors du bord externe du sterno-mastoïdien. C'est le même endroit que l'on choisit pour la ligature de la sous-clavière ; dans cette opération le tubercule d'insertion du scalène antérieur rend un très grand service, comme l'a prouvé *Lisfranc*, et facilite beaucoup la manœuvre pour mettre l'artère à découvert.

La sous-clavière fournit normalement toutes ses collatérales, soit avant de pénétrer entre les scalènes, soit dans le triangle scaléno-costal ; mais sa portion oblique ou superficielle n'en fournit pas, ce qui prouve une fois de plus que ce point est le seul digne d'être choisi pour la ligature de cette artère.

Cette branche mère donne à la région plusieurs collatérales :

1° Sur un plan antérieur se voit la *scapulaire supérieure* assez grosse, passant à quatre ou cinq millimètres au-dessus du bord supérieur de la clavicule, et parallèlement à elle, en avant du scalène antérieur, de l'omo-hyoïdien et de la portion superficielle de la sous-clavière, en arrière du sterno-mastoïdien, de l'aponévrose et du trapéze. Après avoir vascularisé le muscle sous-clavier et le trapèze elle se porte dans la fosse sus-épineuse.

2° *La scapulaire postérieure,* plus volumineuse que la précédente, naît en général dans l'intervalle des scalènes ; elle se dirige de suite en dehors et en arrière, perfore le plexus brachial et atteint l'angle supéro-interne du scapulum, où elle se bifurque en deux rameaux ; un supérieur et un inférieur.

3° *L'artère cervicale profonde,* qui née de la partie postérieure de la sous-clavière, se dirige aussitôt en arrière, passe entre le col de la première côte et de l'apophyse transverse de la septième vertèbre cervicale et puis monte entre le grand complexus et le transversaire épineux. C'est la plus petite de ces trois collatérales.

La veine sous-clavière est un large fleuve veineux qui acquiert de grandes dimensions au moment où s'opère l'expiration, à cause du reflux du sang. Elle se trouve, en avant du scalène antérieur, sur un plan antérieur et inférieur à celui de l'artère, attendu qu'elle est à moitié cachée par la face postérieure de la clavicule ; elle est maintenue appliquée contre cet os et contre le muscle sous-clavier par l'aponévrose omo-claviculaire. Elle reçoit plusieurs veines tributaires : la céphalique et la jugulaire externe en dehors, en dedans la jugulaire antérieure, à gauche le canal thoracique, et à droite la grande veine lymphatique droite. Mais sa face supérieure ne reçoit aucune branche dans le lieu d'élection de ligature de l'artère sous-clavière, ce qui fait que l'opérateur n'a pas à craindre d'être gêné par une hémorrhagie veineuse très abondante. Ainsi donc l'artère est entre les scalènes et la veine au-devant du scalène antérieur ; ce rapport que le chirurgien doit avoir toujours présent à la mémoire est susceptible de quelques rares cas d'anomalie. Ainsi on a vu l'artère, quoique toujours postérieure à la veine, être située au-devant du scalène antérieur.

Il faut encore citer parmi les veines, la *jugulaire externe*, qui est sus-aponévrotique et qui traverse la région suivant une ligne tirée de la partie moyenne de la clavicule à l'angle de la mâchoire. Tout-à-fait au-dessus de la clavicule elle perfore l'aponévrose pour se jeter dans la sous-clavière immédiatement en dehors de la jugulaire interne. Elle est recouverte par le peaucier dont les fibres sont parallèles à sa direction. Elle devient le siège d'une stase sanguine dans les efforts (cri, chant, etc.) qui suspendent les mouvements respiratoires et à la longue elle peut devenir ainsi variqueuse, comme cela se voit chez les crieurs publics. Les communications avec l'oreillette droite sont si directes qu'on pourrait par le cathéterisme de cette veine arriver jusque dans cette cavité. *Bichat* [1] avait d'abord cru qu'on pourrait ainsi aller titiller le cœur des asphyxiés : pure spéculation théorique ! Mais ces rapports expliquent les dilatations de cette veine dans les anévrysmes passifs du cœur droit. La saignée de la veine jugulaire externe est presque abandonnée aujourd'hui à cause : 1° de l'impossibilité d'effectuer la compression parfaite ; 2° de la possibilité de

[1] *Bichat* né en 1771 à Thoirette, dans la Bresse, mort le 3 thermidor an X (1802), — Corvisart a dit de lui : « Personne en si peu de temps n'a fait tant de choses et aussi bien. » Il fut en effet l'un des plus beaux génies dont s'honore la France et la science médicale.

l'introduction de l'air dans le vaisseau, en vertu de ses adhérences avec l'aponévrose qu'elle traverse ; 3° de son contact avec des filets nerveux dont la piqûre pourrait être suivie de mort, ainsi que Bosquillon en rapporte deux cas.

Les nerfs sont ou superficiels ou profonds. Les premiers occupent la partie supérieure et antérieure de la région ; ils sont une dépendance du plexus cervical superficiel. Les principaux sont presque verticalement descendants, sus-aponévrotiques et portent le nom de branches sus-claviculaires et sus-acromiales.

Les profonds viennent du *plexus brachial*. Ce plexus, formé des quatre dernières paires cervicales et de la première dorsale, est d'abord situé entre les apophyses transverses cervicales, ce qui explique la paralysie du membre supérieur à la suite des exostoses de ces apophyses. Puis il est situé dans le triangle scaléno-costal, et se rend enfin en concentrant ses cordons au-dessous de la clavicule. L'artère située au-dessous de ses branches les plus inférieures entre les scalènes, se place ensuite en avant du plexus qui occupe un plan vertical, et comme les cordons nerveux ont à peu près le même volume que l'artère, des chirurgiens même expérimentés ont pu saisir un des nerfs au lieu de l'artère. On évitera cette méprise en se rappelant que les nerfs sont plus fermes, plus arrondis et plus durs que l'artère, laquelle se laisse aplatir sous la pression, sans parler des pulsations dont elle est animée chez le vivant. Dans la région ce plexus fournit le *rameau du muscle sous-clavier*, qui descend au-devant de l'artère et en arrière de la veine sous-clavière. Il donne en outre des filets à l'angulaire et au rhomboïde, les *rameaux thoraciques antérieurs*, le *respiratoire externe* de *Charles Bell* [1], qui descend verticalement derrière le plexus et se rend au grand dentelé ; enfin les nerfs sus et sous-scapulaires.

Tissu cellulaire. — Dans la moitié inférieure de la région ce tissu peut être divisé en trois couches : *une superficielle*, comprise entre la peau et l'aponévrose sus-claviculaire ; *une moyenne*, située entre cette dernière aponévrose et celle de l'omo-hyoïdien ; enfin une troisième couche qui entoure les vaisseaux et les nerfs.

Dans la moitié supérieure où l'aponévrose omo-claviculaire fait défaut, on ne trouve que deux couches, une sus et l'autre sous-aponévrotique ; cette dernière se continue avec le tissu cellulaire des régions limitrophes.

Vaisseaux lymphatiques. — Les ganglions lymphatiques dits *sous-claviers* entourent surtout les gros vaisseaux de la région. Blandin, croyant que ces ganglions recevaient les lymphatiques du sommet du poumon, expliquait ainsi leur engorgement dans la phthisie. Il est démontré aujourd'hui que les lymphatiques du sommet du poumon se rendent aux ganglions bronchiques et que ceux qui partent du feuillet externe de la plèvre vont seuls aux ganglions sous-cla-

1 *Charles Bell*, né à Edimbourg vers 1774, fut agrégé au collége de chirurgie de cette ville et plus tard chirurgien de l'hôpital Middlesex de Londres. Au collége des chirurgiens de Londres il fut chargé du cours d'anatomie. Sa ville natale le rappela pour lui offrir la chaire de chirurgie en 1836. Il est mort en 1842. Il avait été bon chirurgien, mais surtout éminent physiologiste.

viers ; or la plèvre pouvant s'enflammer par le fait de la présence de tubercules, rien d'étonnant que dans la phthisie on constate l'engorgement des ganglions sous-claviers.

Les rapports anatomiques des gros troncs vasculaires et nerveux, qui sillonnent cette région, expliquent les dangers d'une blessure faite par un instrument tranchant introduit obliquement de haut en bas, d'avant en arrière au dessus et vers le milieu de la clavicule.

RÉSUMÉ DE LA RÉGION SUS-CLAVICULAIRE

Position.

Limites diversement appréciées. — Opinions de Malgaigne et Richet.

Anatomie des formes. — Creux sus-claviculaire variable.

Couches anatomiques. — 1° *La peau.*

2° *Fascia superficialis.* — Fibres du peaucier.

3° *Aponévrose sus-claviculaire.*

Couches musculaires :

1er *Plan.* — Sterno-mastoïdien. — Trapèze. — Angulaire de l'omoplate.

2° *Plan.* — Omo-hyoïdien. — Aponévrose omo-claviculaire.

3e *Plan.* — Scalènes antérieur, postérieur.

Vaisseaux. — *Artère sous-clavière.* — Son trajet. — Ses rapports. — Lieu d'élection pour la ligature de cette artère. — Ses collatérales : Scapulaire supérieure.
Scapulaire postérieure.
Cervicale profonde.

Veine sous-clavière. — Ses rapports.

Elle reçoit : En dehors, la céphalique et la jugulaire externe.

En dedans, la jugulaire antérieure.

A gauche, le canal thoracique,

A droite, la grande veine lymphatique droite.

Veine jugulaire externe. — Son trajet et ses rapports. — Ses adhérences avec l'aponévrose.

Nerfs. — Superficiels. — Ramifications du plexus cervical superficiel ; profonds venus du plexus brachial.

Filets pour les muscles sous-clavier, rhomboïde et angulaire de l'omoplate.

Rameaux thoraciques antérieurs.

Nerf respiratoire externe de Charles Bell.

Tissu cellulaire.

Ganglions lymphatiques. — Ceux de cette région ne reçoivent pas les lymphatiques du sommet du poumon, comme on l'a cru longtemps.

TOPOGRAPHIE DU MEMBRE SUPÉRIEUR

Région Axillaire

Diversement limitée par les auteurs, la région du creux de l'aiselle, qui se trahit à l'extérieur par une forte dépression des téguments, a la forme d'une cavité pyramidale située au point de jonction du thorax, du cou et du membre thoracique. C'est un des départements du corps humain les plus intéressants à étudier au point de vue pathologique et opératoire.

Limites. — Il est circonscrit : *en haut*, par la clavicule; *en bas et en avant*, par le relief du grand pectoral ; *en bas et en arrière*, par le relief du grand dorsal et du grand rond réunis ; *en dehors*, par la face interne de l'extrémité supérieure du bras, et *en dedans*, par la partie supérieure et latérale du thorax. Il y a donc à décrire quatre parois, une base et un sommet.

Anatomie des formes. — Sur la paroi antérieure on voit la saillie de la clavicule avec ses inflexions variées, au-dessous d'elle une légère dépression dite sous-claviculaire et au fond de laquelle le doigt peut sentir battre l'artère axillaire en déprimant fortement les téguments. En arrière, on ne voit qu'une masse molle arrondie en bas où elle est constituée par la portion charnue du grand dorsal. En dehors on voit la saillie du coraco-brachial, au-dessous duquel on peut, chez les personnes maigres, voir les battements de l'humérale et même sentir le cordon du nerf médian. En dedans apparaissent les digitations du grand dentelé. La base tendue entre les quatre parois est constamment déprimée; elle forme un creux qui diminue dans l'abduction du bras et disparaît presque dans l'élévation complète. Le toucher y fait sentir de nombreux ganglions lymphatiques.

Couches anatomiques. — 1° *La peau* ne présente de particularités que dans le creux de l'aisselle. En cet endroit elle est fine et très sensible (chatouilloir des anciens) ; elle est pourvue à la puberté de poils longs et nombreux. Elle est le siège d'une sécrétion âcre, odorante et tellement acide qu'elle attaque les vêtements. Souvent même ce liquide excrété occasionne *l'intertrigo* de l'aisselle chez les individus malpropres. Cette exsudation est due, comme l'a démontré M. *Robin*, à de petites glandes particulières situées au-dessous du derme et trois ou quatre fois plus grosses que les glandes sudoripares avec lesquelles plusieurs auteurs les ont confondues. Le séjour prolongé du *coussin de Desault* [1] dans le traitement des fractures de la clavicule a

[1] *Desault* naquit au Magny-Vernais en Franche-Comté en 1744. A l'âge où tous les jeunes hommes sont encore des élèves, il professa l'anatomie et ses cours furent tellement suivis que ceux de l'Ecole de Chi-

donné quelquefois lieu à des excoriations, à un prurit insupportable en s'opposant à l'évaporation de cette sécrétion incessante. Cette peau forme constamment à la base de la région une dépression qui est maintenue par un ligament suspenseur décrit par *Gerdy* et qui va de ce point de la peau à l'apophyse coracoïde, comme nous le verrons bientôt.

2° *Le fascia superficialis*, qui est lamelleux et peu graisseux sur les parois, devient au contraire aréolaire et surtout très épais dans le creux de l'aisselle. Ces aréoles sont délimitées par des tractus fibreux laissant entr'eux des hiatus qui font communiquer toutes les loges les unes avec les autres, de sorte que les abcès qui se développent dans cette région y restent assez longtemps circonscrits, acuminés, ce qui leur a valu de la part de *Velpeau* le nom d'*abcès tubériformes*. La graisse y est rougeâtre, et sillonnée par des veinules et des filets nerveux. Le tissu cellulaire sous-cutané de cette région renfermerait, selon plusieurs auteurs d'anatomie chirurgicale, des ganglions lymphatiques superficiels, par opposition à ceux qui occupent la cavité. *Sappey*

rurgie furent déserts. — En 1776 il fut reçu membre du Collége de Chirurgie et peu après de l'Académie royale ; en 1782 on le nomma chirurgien en chef de la Charité, et à la mort de Moreau il passa à l'Hôtel-Dieu. Le 28 mai 1793, sur l'ordre de Chaumette, Desault fut enlevé au milieu de son cours et conduit en prison, où il resta trois jours A la création de l'École de Santé il fut nommé professeur de clinique chirurgicale. Il donna ses soins au fils de Louis XVI, malade dans la prison du Temple. Il mourut le 1er juin 1795. — Ses élèves l'avaient surnommé « Le bourru bienfaisant. » Il a été le véritable créateur de l'anatomie chirurgicale.

et *Cruveilhier* n'en admettent que sous l'aponévrose, c'est-à-dire dans la cavité même.

3° *L'aponévrose* devrait trouver sa place ici, si l'on procède couche par couche, mais pour la bien comprendre il est nécessaire de bien connaître les parois.

La paroi antérieure est formée de deux plans musculaires :

1° *Le grand pectoral (sterno-costo-cléïdo-huméral)* s'insère en dedans au sternum, au tiers interne de la clavicule et aux deuxième, troisième, quatrième, cinquième et sixième côtes ; de là ses fibres se rendent à la lèvre antérieure de la coulisse bicipitale de l'humérus.

2° *Le petit pectoral* descend moins bas et remonte plus haut que le précédent, en sorte qu'il est surplombé par lui. Il s'insère sur les troisième, quatrième et cinquième côtes pour de là se diriger obliquement en haut, en dehors et un peu en arrière vers l'apophyse coracoïde.

Entre ces deux muscles se trouve un peu de tissu cellulaire dans lequel serpentent les vaisseaux et nerfs thoraciques antérieurs. Au-dessous du petit pectoral se trouvent des pelotons graisseux dans lesquels cheminent un grand nombre de vaisseaux et de nerfs.

La paroi postérieure se trouve constituée par trois muscles qui sont :

1° *Le grand dorsal*, qui de ses insertions dorsales, lombaires, sacrées et iliaques se rend à la lèvre postérieure de la coulisse bicipitale après avoir contourné le grand rond auquel il est tour-à-tour postérieur, inférieur et antérieur.

2° *Le grand rond*, qui s'insère en bas sur la face postérieure de l'angle inférieur de l'omoplate et de là va s'implanter sur la lèvre postérieure de la coulisse.

3° Enfin *le sous-scapulaire*, qui part de la fosse sous-scapulaire pour aller se fixer au sommet du trochin.

La partie la plus élevée de cette paroi est formée par la *longue portion du triceps* qui est la base d'un triangle musculaire dont les côtés sont formés par le grand rond en dehors et le petit rond en dedans. Cette portion du triceps passe en avant du grand dorsal et du grand rond et en arrière du petit.

La paroi interne n'est autre chose que la partie latérale et supérieure du thorax, sur laquelle on voit les digitations du *grand dentelé*, qui se portent en arrière vers le bord spinal de l'omoplate et ferment complètement l'aisselle de ce côté.

La paroi externe est formée par la courte portion du biceps et le coraco-brachial, qui montent ensemble vers l'apophyse coracoïde et forment avec elle une sorte de crochet ostéo-musculaire ouvert en bas et dans lequel passe le tendon du sous-scapulaire. On voit encore dans cette paroi l'insertion sous-glénoïdienne du triceps qui soutient en bas la tête humérale. La capsule articulaire apparaît à nu dans un espace étroit en forme de boutonnière entre le sous-scapulaire et le grand rond.

Cela posé :

L'aponévrose du creux de l'aisselle part du bord antérieur de la clavicule, descend en bas et atteint bientôt le grand pectoral. Là elle se dédouble en deux feuillets qui enveloppent ce muscle à la manière d'une gaîne, et puis se réunissent en un seul feuillet qui va traverser le creux d'avant en arrière et se continuer avec l'aponévrose du grand dorsal et celle du sous-scapulaire.

Latéralement elle se continue en dehors avec l'aponévrose brachiale, et en dedans avec la toile cellulo-fibreuse du grand dentelé.

Le grand pectoral coupé par le milieu et déjeté à droite et à gauche, on découvre entre le bord supérieur du petit pectoral et la clavicule un espace triangulaire à sommet dirigé en dehors, c'est ce que l'on appelle le *creux sous-clavier* dans lequel le chirurgien manœuvre pour aller à la recherche de l'artère axillaire. Une aponévrose forte et résistante née de la face inférieure de la clavicule et de l'apophyse coracoïde descend en obturant ce creux et arrive sur le bord du petit pectoral. Elle se dédouble alors pour engaîner ce muscle, puis se reconstitue et va s'insérer sur l'aponévrose précédente. En dedans cette aponévrose se perd sur la paroi costale où elle perd peu à peu sa consistance fibreuse pour se résoudre finalement en tissu cellulaire. Mais son bord externe, qui vient de l'apophyse coracoïde est très fort et semble former un véritable ligament ; il traverse l'aponévrose axillaire pour aller s'insérer à la face profonde de la peau. C'est le *ligament suspenseur* de *Gerdy*, qui ne suspend rien du tout, mais qui a pour fonctions de maintenir la dépression du creux de l'aiselle.

Cette aponévrose, appelée *clavi-coraco-axillaire*, est en rapport par sa face postérieure avec les vaisseaux et nerfs axillaires ; elle adhère d'une manière si parfaite avec la veine qu'elle semble se confondre avec ses parois. Dan l'aire du creux sous-clavier cette lame est perforée par le vaisseaux et nerfs thoraciques antérieurs.

Tissu cellulaire. — Au-dessous de l'aponévrose exist un tissu cellulaire à larges mailles et graisseux. Il rempl tout l'espace compris entre la base et le sommet de l'ai selle ; il jouit d'une certaine élasticité et paraît destiné combler l'intervalle variable qui existe entre le thorax et l bras. En haut il communique avec celui du triangle sus-cla viculaire à la faveur d'un espace triangulaire limité en ba par la première côte, en haut par la clavicule, en dehoı par la face antéro-interne de l'apophyse coracoïde. Ce triaı gle, qui livre passage aux vaisseaux et nerfs axillaires, es appelé *sommet de l'aiselle.*

Vaisseaux et nerfs. — Leur réunion forme un pa quet vasculo-nerveux qui s'étend comme une diagonale de puis le sommet de l'aisselle jusqu'à sa base. Il s'appliqu d'abord contre la paroi interne, puis contre l'antérieure en se rapprochant de plus en plus de l'externe qu'il finit pa atteindre.

Ce paquet est formé de l'artère axillaire, de la veine d même nom et du plexus brachial. Dans le creux sous-cla vier *la veine axillaire* large et gonflée recouvre l'artère qu est un peu plus en arrière et en haut. Derrière ces deu vaisseaux se trouvent les troncs nerveux du plexus brachial Arrivés à la face postérieure du petit pectoral, la veine de vient interne et l'artère se déjette un peu en arrière entr les deux racines du nerf médian. Enfin, entre le bord infé rieur du petit pectoral et celui du grand, la veine devien inférieure et se rapproche des téguments, tandis que l'artère située en haut et en dehors laisse au devant d'elle le nerf médian et poursuit sa marche entre le radial et le cubital.

Une fois parvenu sur la paroi externe, le paquet vasculo-nerveux côtoie le bord interne du biceps en rasant la capsule fibreuse de l'articulation dont il n'est séparé que par une mince couche de tissu cellulaire. Aussi quand, dans les luxations la tête de l'humérus s'échappe par la partie inférieure de la capsule, l'artère, la veine et les nerfs du bras peuvent-ils être comprimés ou même lésés ! Par suite d'un pareil traumatisme on a vu survenir de l'œdème, de l'engourdissement du membre ou bien sa paralysie totale ou partielle, sans parler des extravasations sanguines dans les parties molles. On a vu même se produire des anévrysmes faux primitifs, comme *Leroy* et *Dolbeau* en ont cité des cas. Ces rapports démontrent en outre qu'il est facile d'aller comprimer l'artère axillaire dans cette région en l'appliquant avec le doigt contre la face interne de l'humérus.

L'artère axillaire, qui fait suite à plein canal à la sous-clavière, s'étend depuis l'intervalle des muscles scalènes jusqu'au niveau du bord inférieur du muscle grand pectoral où elle prend le nom d'*humérale* en quittant la région. Durant ce trajet elle ne fournit des divisions que dans sa portion sous-claviculaire.

Dans le creux sous-clavier elle donne *le tronc acromio-thoracique*, qui s'épanouit en une sorte de bouquet entre les lames de l'aponévrose clavi-coraco-axillaire et devient un obstacle sérieux à la ligature de l'axillaire en cet endroit.

De ce tronc commun naît *l'acromiale* qui se dirige obl quement en dehors, laisse en passant quelques rameaı aux muscles sous-clavier et grand dentelé, arrive daı l'espace celluleux qui sépare le deltoïde du grand pectora et là elle se divise en deux branches : l'une, supérieure, va ramifier dans la face profonde du deltoïde et la capsule sc pulo-humérale ; l'autre, inférieure, va s'épuiser dans l' paisseur du deltoïde et du grand pectoral.

Du même tronc émerge *la thoracique antérieure*, qui pas entre les deux muscles pectoraux et se distribue à l'un et l'autre ; mais une de ses divisions traverse le grand pect ral et va se perdre dans la peau et la mamelle.

La thoracique postérieure ou *mammaire externe* prend source dans l'axillaire au-dessous de la précédente, descer derrière la veine axillaire entre le grand dentelé et le graı pectoral, puis au bord de ce dernier elle se recourbe en d dans pour aller se perdre, au niveau du sixième espace i tercostal, dans la mamelle et la peau. Elle s'anastomo avec la précédente, avec les intercostales et la mammai interne.

La scapulaire inférieure ou *commune*, la plus volum neuse des collatérales de l'axillaire, naît au niveau de partie inférieure de la tête de l'humérus, contourne le boı inférieur du sous-scapulaire et se subdivise en deux ra meaux : l'un descendant est situé entre le grand dorsal et grand dentelé dans lesquels elle s'épuise, l'autre sort de région en suivant la longue portion du triceps.

La circonflexe antérieure, sortie de l'axillaire un peu a dessous de la précédente, quitte la région en traversant l'e pace quadrangulaire délimité en bas par le grand rond, en haut par le petit rond, en avant par le col chirurgical, de l'humérus, en arrière par la longue portion du triceps.

La circonflexe antérieure part de l'axillaire au-devant et un peu au-dessous de la précédente. Elle s'engage de suite sous le coraco-brachial et la courte portion du biceps, contourne le col de l'humérus pour aller se perdre sous le deltoïde, après s'être anastomosée avec la précédente.

Les veines accompagnent toujours les artères de la région en nombre double et sont toutes des affluents de la veine axillaire.

La *veine axillaire*, par sa situation plus superficielle et par sa turgescence, est plus sujette aux traumatismes, qui ont des conséquences redoutables lorsqu'elle vient à être blessée. Le célèbre chirurgien russe *Pirogoff* a essayé de la lier à la suite de blessures par armes à feu pendant la guerre de Crimée ; mais il a toujours eu à déplorer des accidents pyhoémiques. L'adhérence qu'affecte l'aponévrose clavi-coraco-axillaire avec cette veine explique encore pourquoi son calibre reste béant à la suite de ses blessures, et facilite l'entrée de l'air dans son intérieur, qui se signale par une sorte de sifflement, un bruit de glouglou, de lapement : accident qui produit en peu d'instants des désordres très graves et promptement mortels, comme l'ont démontré les expériences de *Bichat* et de *Nysten*. Le docteur *Roux* perdit ainsi un malade auquel il désarticulait l'épaule. Des faits analogues sont arrivés à *Bauchène*, à *Dupuytren*, à *Delpech* et tant d'autres opérateurs.

Le plexus brachial, formé par l'entrelacement des quatre dernières paires cervicales et de la première dorsale, s'étend obliquement de la partie latérale inférieure du cou au sommet du creux axillaire. Il est très important pour le chirurgien d'en connaître les rapports exacts, afin d'éviter, le cas échéant, la faute de *White*, c'est-à-dire de comprendre le plexus nerveux dans la ligature de l'artère. Il est constitué de la manière suivante :

La cinquième paire cervicale obliquement descendante rencontre à une petite distance des scalènes la sixième paire à laquelle elle s'unit pour former un tronc volumineux, qui se bifurque bientôt.

D'autre part, la première paire dorsale obliquement ascendante rencontre à sa sortie de l'interstice des scalènes la huitième paire cervicale et se confond avec elle pour former un gros tronc qui se divise lui aussi bientôt après.

Entre ces deux troncs s'avance celui de la septième paire qui, au niveau de la première côte, se partage en deux branches : une supérieure, qui s'unit à la branche inférieure de bifurcation du premier tronc ; et une inférieure, qui va s'anastomer avec la branche supérieure du second.

La figure schématique de cette double bifurcation et de cette double anastomose représente deux X réunis par un Y.

Les branches qui partent de ce plexus sont collatérales ou terminales.

Les collatérales sont au nombre de douze, mais six seulement appartiennent à la région ; ce sont : celles du grand pectoral, du petit, l'accessoire du nerf brachial cutané interne, puis celles du grand dorsal, du grand rond et la branche inférieure du nerf sous-scapulaire.

Les terminales sont au nombre de six : le nerf axillaire, le brachial cutané interne, le musculo-cutané ou perforant de Casserius, le médian, le cubital et le radial.

Enfin, il y a quelques nerfs cutanés qui viennent des deuxième et troisième intercostaux et se portent transversalement jusqu'à la peau de la partie interne du bras. Aussi les affections du sein sont-elles senties douloureusement jusque dans cette région !

Tous les lymphatiques du membre supérieur ainsi que ceux des lombes, du dos, de la mamelle et de la région thoracique latérale aboutissent aux ganglions axillaires. Ces derniers échelonnés en forme de chapelet autour du paquet vasculo-nerveux ne font qu'une même chaîne avec ceux qui entourent les vaisseaux du cou. Ils sont surtout situés contre la paroi antérieure et quelquefois aussi sur la paroi interne. Leurs rapports intimes avec les vaisseaux de la région expliquent comment leur engorgement peut amener l'œdème du bras, des névralgies et des paralysies. Ils rendent encore dangereuse leur recherche avec l'instrument tranchant. Aussi Gensoul de Lyon les énucléait-il avec les doigts en faisant une espèce d'évidement.

Conséquences chirurgicales. — La quantité et la laxité du tissu cellulaire sus-aponévrotique expliquent la rapidité avec laquelle les phlegmons se propagent dans le creux de l'aisselle. Ceux-ci peuvent même s'étendre dans le cou et les médiastins ; ils peuvent décoller le grand pectoral jusqu'à ses attaches sternales, mais n'envahissent jamais directement la cavité thoracique dans laquelle ils peuvent faire développer par voisinage des épanchements pleurétiques, qui ont pu être considérés à tort comme des infiltrations directes du pus. Un chirurgien prudent n'a donc pas à redouter de laisser mûrir entièrement ces abcès avant de les ouvrir. Dans tous les cas cette ouverture devra être faite plus près de la paroi postérieure que de l'antérieure, à cause de la proximité des vaisseaux et nerfs principaux, et on suivra le sage conseil de Velpeau de tourner le dos du bistouri du côté du bras et le tranchant du côté de la poitrine.

Des trois procédés de ligature de l'artère axillaire, celui qui la met à découvert dans le creux sous-clavier est hérissé de dangers et de difficultés à cause de la présence du tronc acromio-thoracique et de ses veines satellites, surtout de la présence en avant de la veine axillaire dont la blessure peut entraîner rapidement la mort ; enfin à cause de la profondeur de l'incision. L'histoire raconte que l'illustre *Dupuytren* a mis plus de quarante minutes pour trouver l'artère en ce point, et encore n'y parvint-il qu'après avoir lié douze artérioles.

Le procédé qui consiste à aller chercher l'artère au-dessous du bord inférieur du petit pectoral (*Desault* et *Delpech*) est aussi trop périlleux. Il sectionne de plus le petit pectoral, section que Lisfranc considérait comme une hérésie chirurgicale. Il est vrai que ce procédé permet de découvrir très aisément le tube artériel au-dessous de ce muscle.

Le procédé en vigueur de nos jours consiste à inciser à

quinze ou dix-huit millimètres au-dessous du bord antérieur de l'aiselle. On perfore ainsi la peau, la couche sous-cutanée, l'aponévrose, puis on passe à côté du bord interne du coraco-brachial et immédiatement au-dessous de lui on voit le nerf médian au dessous et en dedans duquel passe l'artère cherchée. Ce procédé est le plus simple et le plus expéditif à la fois ; c'est à *Lisfranc* et à *Manec* qu'on le doit.

RÉSUMÉ DE LA RÉGION AXILLAIRE

Position et Limites.

Anatomie des formes. — Saillies et creux.

Couches anatomiques. — 1° *Peau.*— Sensibilité particulière. Sécrétion spéciale.

2° *Fascia superficialis,* Abcès tubériformes.

3° *Aponévroses et muscles.*

Paroi antérieure. — Grand et petit pectoral.

Paroi postérieure. — Grand dorsal.— Grand rond.—Sous-scapulaire et longue portion du triceps.

Paroi interne. — Digitations du grand dentelé.

Paroi externe. — Courte portion du triceps.— Coraco-brachial. — L'aponévrose engaîne ces muscles. — Ligament suspenseur de Gerdy. — Aponévrose clavi-coraco-axillaire.

Tissu cellulaire.

Vaisseaux et nerfs. — Trajet et rapports connexes du paquet vasculo-nerveux.

Artère axillaire.— Tronc acromio-thoracique : Acromiale, Thoracique antérieure.
Thoracique postérieure ou mammaire externe.
Scapulaire inférieure.
Circonflexe postérieure.
Circonflexe antérieure.

Veine axillaire. — Ses blessures sont très graves. — Son calibre reste béant après section, d'où possibilité de l'accès de l'air.

Plexus brachial. — Ses origines. Sa composition.— Donne douze collatérales dont six dans la région, savoir : filets du grand pectoral, du petit, accessoire du nerf brachial cutané interne ; filets du grand dorsal, du grand rond, branche inférieure du sous-scapulaire.

Cinq branches terminales, qui sont : le brachial cutané interne, le musculo-cutané ou perforant de Casserius, le médian, le cubital et le radial.

Vaisseaux lymphatiques.

Conséquences chirurgicales.— Procédés de ligature de l'axillaire.

Région du Pli du Coude

Limites. — Cette **Région**, celle que l'on prend aujourd'hui de préférence pour l'opération de la *phlébotomie*, est limitée : *en haut*, par une ligne qui passerait à trois centimètres au-dessus des saillies articulaires (épicondyle, épitrochlée) ; *en bas*, par une autre ligne fictive qui passerait à quatre centimètres environ au-dessous de ces mêmes tubérosités ; *latéralement*, par les bords externe et interne du bras et de l'avant-bras.

Anatomie des formes. — Suivant la remarque de *Gerdy*, le pli du coude a la forme d'un fer de lance, constitué par une saillie médiane reçue dans l'écartement de deux saillies latérales qui convergent elles-mêmes plus loin. La portion inférieure du biceps soulevée par le brachial antérieur forme la *saillie médiane* ; l'*externe* est due au long supinateur soulevé par les deux radiaux externes ; enfin la *saillie interne* est constituée par les muscles épitrochléens et en particulier par le rond pronateur qui est le seul réellement convergent vers le long supinateur.

La saillie médiane est séparée des deux latérales par deux gouttières qui se continuent en haut avec les deux gouttières bicipitales du bras et qui, en bas, convergent l'une vers l'autre pour ne plus former qu'une raînure sur le milieu de la face antérieure de l'avant-bras.

Dans la gouttière interne on voit la veine médiane basilique et on y sent battre l'artère humérale. Dans l'externe se trouve seulement la médiane céphalique. Au point de fusion de ces deux gouttières on aperçoit le point de bifurcation de la médiane commune. Toutes ces particularités, très apparentes chez les individus secs et robustes, s'effacent presque en entier chez les obèses, les femmes et les enfants.

Couches anatomiques. — I° *La peau*, glabre et très fine surtout au centre, est aussi très mobile, d'où résulte la nécessité de la fixer dans la phlébotomie pour maintenir le parallélisme des plaies cutanée et veineuse. Elle présente un, deux, quelquefois trois plis transversaux qui s'étendent de l'épitrochlée à l'épicondyle et répondent par conséquent au-dessus de l'interligne articulaire, même dans l'extension complète de l'avant-bras.

II° *La couche sous-cutanée* composée de deux lames : une superficielle aréolaire, adipeuse, adhérente à la peau et contenant quelques veinules qui ne sont pas encore les veines de la saignée ; l'autre profonde, lamelleuse dans l'épaisseur de laquelle rampent les nerfs sous-cutanés et les veines de la saignée. Ces deux couches sont plus épaisses au niveau des gouttières bicipitales, ce qui contribue à arrondir les formes.

III° *L'aponévrose* cellulo-fibreuse continue celle du bras pour aller se confondre avec celle de l'avant-bras. L'aponévrose du bras se portant sur les saillies épicondylienne et épitrochléenne, ses fibres croisent sous des angles aigus celles du tissu aponévrotique antibrachial qui s'y porte aussi.

Elle présente en outre les particularités suivantes : 1° elle est renforcée à la partie interne par l'expansion du biceps ; 2° elle présente, au niveau de la bifurcation de la veine médiane, un hiatus de forme losangique qui donne passage à une importante veine anastomotique, et fait aussi communiquer le tissu cellulaire sous-cutané avec le profond ; 3° une autre ouverture à la partie supérieure et externe de la région qui laisse passer le nerf musculo-cutané; 4° une lame fibreuse placée de champ qui se détache de sa face postérieure et va se fixer profondément avec le tendon du brachial antérieur ; cette lame maintient toujours l'aponévrose déprimée au centre ; 5° un autre feuillet cellulo-fibreux traverse le fascia superficialis et se rend à la peau ; c'est lui qui forme cette dépression que l'on observe dans cette région, même dans l'extension forcée de l'avant-bras.

IV° *Les muscles* de cette région sont disposés par couches et forment trois masses bien distinctes :

La masse musculaire médiane est formée superficiellement par le *tendon du biceps* et son expansion aponévrotique. Dans une dissection j'ai trouvé le biceps trifide : Le faisceau anormal partait de l'insertion inférieure du coraco-brachial et allait s'implanter à la face profonde du tendon inférieur du biceps avant sa bifurcation. Le sujet avait été décrotteur, et cette anomalie existait des deux côtés. Profondément on rencontre le *brachial antérieur* qui s'étale sur la partie inférieure de l'humérus, recouvre l'articulation du coude, un peu la tête du radius et l'apophyse coronoïde du cubitus, à la base de laquelle il vient s'insérer.

La masse musculaire externe est formée de la superficie à la profondeur : 1° par le *long supinateur*, qui s'insère à tout le tiers inférieur du bord de l'humérus, et qui est d'abord aplati d'avant en arrière pour former un coussinet au brachial antérieur, puis en travers pour s'excaver sur la face interne et recouvrir ainsi les muscles plus profonds ; 2° par les deux *radiaux externes* superposés et insérés en haut à la partie inférieure et externe de l'humérus ainsi qu'au ligament latéral externe de l'articulation ; 3° enfin au-dessous de l'interligne et sur le plan le plus profond se voit le *court supinateur*, qui, fixé en dedans et en arrière à une surface excavée et rugueuse de la face externe du cubitus, vient s'enrouler en demi-cylindre sur le radius où il ne s'avance pas au delà de la portion oblique du bord externe de cet os.

La masse musculaire interne se trouve constituée par le faisceau des cinq muscles épitrochléens qui sont : le *rond pronateur*, le *grand et le petit palmaires*, le *fléchisseur superficiel* et le *cubital antérieur*.

Ce faisceau de muscles repose par sa partie profonde sur le squelette de l'articulation et le ligament latéral interne, tandis que sa face superficielle adhère intimément dans la partie supérieure à la face profonde de l'aponévrose anti-brachiale. De tous ces muscles, deux ont des insertions remarquables : le rond pronateur s'insère à l'épitrochlée et par un petit faisceau à l'apophyse coronoïde du cubitus ; ces deux faisceaux forment un angle bordé d'une arcade aponévrotique sous laquelle passe le nerf médian. Le fléchisseur sublime offre une disposition analogue, mais plus en grand. Son faisceau principal s'attache à l'humérus d'une part ; de l'autre il est uni au faisceau accessoire qui s'insère au radius par un cintre aponévrotique, qui rappelle celui du soléaire au creux poplité, et sous lequel passent l'artère cubitale et le nerf médian.

En bas, les deux masses musculaires latérales s'unissent pour recouvrir la masse moyenne qui s'insinue sous elles dans les parties profondes, tandis qu'en haut elles s'écartent de cette dernière par deux gouttières qui se continuent avec les bicipitales et dont l'interne la plus profonde renferme, au milieu d'un abondant tissu cellulaire, l'artère humérale, les veines humérales et le nerf médian ; de son côté, l'externe livre passage au nerf radial et à l'anastomose de l'humérale profonde avec la récurrente radiale antérieure (branche de la radiale). Au point de convergence de la masse moyenne et des deux latérales se trouve une dépression assez prononcée qui conduit les vaisseaux et nerfs profonds du bras dans la couche celluleuse qui sépare les muscles superficiels des profonds de l'avant-bras.

Vaisseaux et nerfs.—Les artères de cette région sont : l'*humérale* ou *brachiale*, qui se bifurque même dans la région en *radiale* et en *cubitale*, lesquelles se subdivisent à leur tour pour donner la *récurrente radiale antérieure* et les *deux récurrentes cubitales*.

L'*humérale*, qui fait suite à l'axillaire, longeant toujours le côté interne du tendon du biceps, se dirige obliquement en bas et en dehors. Elle s'engage sous l'expansion aponévrotique du biceps en suivant une ligne tirée de l'origine du bord interne du tendon bicipital jusqu'au point de fusion des trois masses musculaires, point où l'artère se divise en ses deux branches terminales, la cubitale et la radiale. Elle occupe donc la gouttière interne du pli du coude et s'y trouve en rapport : *en arrière*, avec le brachial antérieur qui, en lui fournissant un coussinet moelleux, l'empêche de coucher sur la dure : *en avant*, avec l'aponévrose et surtout avec l'expansion fibreuse du biceps, qui lui forme une cuirasse protectrice et qui la sépare de la médiane basilique, dont le trajet est presque parallèle au sien ; *en dehors*, avec le tendon du biceps sur lequel elle finit par reposer plus bas ; en sorte que l'extrémité inférieure du biceps semble se bifurquer pour embrasser l'artère ; enfin *en dedans*, avec les veines satellites, qui quelquefois l'entourent de leurs anastomoses et avec le nerf médian, qui lui est accolé en haut, mais qui s'en sépare plus bas de quelques millimètres.

La récurrente radiale antérieure, née de la radiale à son origine au point de bifurcation de l'humérale, et quelquefois de celle-ci, remonte en contournant le tendon du biceps dans la gouttière externe appuyée d'abord sur le court supinateur, puis occupe l'interstice du long supinateur et du brachial antérieur, où elle s'anastomose avec le rameau antérieur de l'humérale profonde. De la convexité, qu'elle décrit, partent une foule de rameaux pour les muscles de la masse externe.

La récurrente cubitale antérieure, née souvent de l'origine de la cubitale par un tronc commun avec la récurrente cubitale postérieure, remonte verticalement dans la gouttière interne où elle est située, en dedans du nerf médian et s'anastomose au-dessus de l'épitrochlée avec le rameau antérieur de la collatérale interne de l'humérale.

La récurrente cubitale postérieure suit la ligne oblique des insertions des muscles anti-brachiaux profonds, s'engage derrière l'épitrochlée et sort de la région.

Les veines sont les unes superficielles, les autres profondes. Les premières ou *veines de la saignée* affectent la disposition de deux branches parallèles réunies par un Y. La veine *radiale* et la *cubitale* sont les branches parallèles ; la *médiane commune* représente le pied de l'Y. Les prolongements des deux premières s'appellent veine *céphalique* et veine *basilique*. Les branches de bifurcation de l'Y sont en dehors la *médiane céphalique*, en dedans la *médiane basilique*. Au point d'émergence de ces deux veines vient s'aboucher la *médiane profonde*. Cette disposition, pour ainsi dire schématique, est celle que l'on rencontre le plus communément dans les dissections ; elle est sujette néanmoins à un nombre presque infini de variétés. Toutes ces veines, à l'exception de la médiane basilique, sont séparées de la peau par une couche de tissu cellulo-adipeux, de sorte que pour arriver jusqu'à elles, il faut inciser non seulement la peau mais encore une lame de graisse plus ou moins épaisse, ce qui explique pourquoi chez les obèses il arrive souvent que des globules adipeux viennent obturer le trou de la saignée. Quant à la médiane basilique elle est presque toujours sous-cutanée.

Le *nerf brachial cutané interne* traversant l'aponévrose du bras au niveau de la partie moyenne du bord interne, conjointement avec la basilique, descend verticalement en suivant le côté externe et antérieur de cette veine et bientôt se divise en deux rameaux, dont l'antérieur ou cubital, le seul qui doit nous occuper, fournit plusieurs filets : les antérieurs, plus grêles, passent au devant de la médiane basilique, et les postérieurs, plus gros, croisent cette veine en arrière ; puis ce filet cubital s'éparpille en plusieurs rameaux dont les uns suivent la médiane commune et les autres la veine cubitale.

Sur le côté externe de la région les nerfs sont moins nombreux. Le *musculo-cutané* perfore ordinairement l'aponévrose au niveau du bord externe du biceps et de la partie inférieure de la médiane céphalique qu'il croise ; mais quand il perfore l'aponévrose un peu plus haut, ce qui arrive quelquefois, il enlace alors cette veine de ses filets. Enfin, tout-à-fait en dehors de la région, apparaissent quelques filets cutanés du *radial*, qui accompagnent surtout la veine radiale.

Une seule veine, *la médiane basilique*, affecte des rapports avec l'artère humérale qui lui est presque parallèle et qui n'en est séparée que par l'expansion aponévrotique du biceps. En haut et en dedans cette veine et l'artère sont très voisines, parce qu'elles sont accolées aux deux faces de cette lame fibreuse ; mais en bas l'artère devient plus profonde en s'enfonçant sous les couches musculaires, comme je l'ai déja dit.

Quant à la *médiane céphalique*, elle est bien parallèle à

l'artère récurrente radiale antérieure, mais celle-ci occupant le fond de la gouttière externe sur laquelle surplombent les bords réunis du brachial antérieur et des supinateurs, se trouve naturellement à l'abri des coups de lancette intempestifs.

Il résulte de toutes ces considérations que :

1° Il ne faudra saigner ni la médiane commune, ni la cubitale, ni la radiale, parce qu'elles sont trop petites et qu'elles sont enveloppées de filets nerveux.

2° Il ne faudra pas saigner aussi ni la basilique, ni la céphalique parce qu'elles sont trop profondes et partant trop difficiles à atteindre.

3° Il ne faudra saigner la médiane basilique qu'en l'absence de la médiane céphalique, parce que c'est elle qui affecte les rapports les plus importants avec les nerfs et surtout avec l'artére. Tous les auteurs se sont accordés à reconnaître la possibilité de blesser l'artère dans la saignée de la veine médiane basilique; on a même cité des cas malheureux, et tous recommandent de s'abstenir de cette phlébotomie. Cependant les nombreuses dissections que j'ai faites de cette région m'ont prouvé que ces craintes étaient exagérées sinon chimériques. En effet, s'il n'existe aucune anomalie de l'artère en ce point, la constriction du bras étant bien faite, l'avant-bras dans l'extension forcée et le pouce sur la veine pour la fixer et la rendre plus turgescente, je crois et j'affirme qu'il faudrait être bien maladroit pour aller, d'un simple coup de lancette, blesser l'artère située sous l'expansion aponévrotique, qui est à son maximum de tension et qui lui forme un plastron réellement tutélaire.

Cette blessure si dangereuse de l'artère brachiale ne doit plus être faite de nos jours, si l'on veut être un tant soit peu attentif. C'était bon du temps des chirurgiens barbiers ! Cet accident, qui était si fréquent alors, explique la sévérité de *Dupuytren* qui défendait formellement, sous peine d'expulsion, à tous les élèves de son service de pratiquer la saignée de la médiane basilique. Nous ne saurions être aussi absolus que ce grand maître.

4° Lorsque la médiane céphalique existe c'est la seule digne d'élection. Seulement il faudra se souvenir qu'on doit la saigner au point où elle reçoit la radiale, pour éviter de sectionner le nerf musculo-cutané qui va la croiser un peu plus bas.

Lisfranc s'est vu dans l'obligation d'aller chercher la céphalique presque dans le sillon pectoro-deltoïdien.

Les veines profondes suivent le trajet des artères et viennent s'aboucher dans la veine humérale.

Les nerfs profonds sont le médian et le radial :

Le nerf médian, qui en haut de la région occupait le côté externe puis l'antérieur et enfin le côté interne de l'artère, s'en éloigne en bas pour aller s'insinuer sous le cintre du rond pronateur et celui du fléchisseur sublime. Arrivé en ce point il fournit des rameaux aux muscles épitrochléens.

Le radial descend dans l'interstice du brachial antérieur et du long supinateur et fournit de suite quelques rameaux cutanés déjà connus ; s'enfonçant ensuite plus avant dans la gouttière externe il s'y divise en deux branches : l'une antérieure, plus grêle, et l'autre postérieure qui perfore le court supinateur. Dans la région il donne des filets au long supinateur et aux deux radiaux externes.

Les vaisseaux lymphatiques, de même que les veines, de même que les nerfs, sont, eux aussi, superficiels ou profonds.

Les superficiels, de beaucoup les plus nombreux, rampent dans l'épaisseur de la lame profonde du fascia superficialis et passent pour la plupart en arrière des veines, ce qui fait que les petites fistules lymphatiqnes sont très rares à la suite de la saignée. Les plus internes vont se jeter dans un, deux ou trois ganglions sus-épitrochléens qui s'engorgent à la suite des excoriations des trois derniers doigts, du bord interne de la main et de l'avant-bras ; ensuite tous ces vaisseaux traversent l'aponévrose avec la basilique et s'unissent aux profonds.

Quant aux lymphatiques profonds ils remontent en suivant le trajet de l'artère.

Le squelette de la région se découvre lorsqu'on a enlevé toutes les parties molles. Il est formé par l'humérus d'une part, par le cubitus et le radius de l'autre. Le premier, en s'articulant par sa trochlée avec la surface articulaire du cubitus, constitue un ginglyme parfait, et par l'affrontement de son condyle avec la cupule du radius il donne une articulation du genre énarthrodial.

Considérations chirurgicales. — Il n'est pas rare d'observer, à la suite d'une blessure faite par un instrument tranchant vers le milieu du pli du coude, un anévrysme faux consécutif, on un anévrysme artério-veineux. Ces anévrysmes peuvent être simples ou variqueux. Tout le monde sait que les artério-veineux, suivant la région qu'ils occupent, sont souvent rebelles à toutes les méthodes thérapeutiques, et que la ligature elle-même ne les guérit qu'exceptionnellement. Dans la région du pli du coude, la compression directe, qui se montre infidèle dans beaucoup de régions, jouit ici d'une efficacité incontestable, parce que l'artère humérale repose durant un long trajet sur un plan résistant et qu'elle est facilement accessible au doigt compresseur.

RÉSUMÉ DE LA RÉGION DU PLI DU COUDE

Limites.

Anatomie des formes. — Fer de lance de Gerdy. — Trois saillies.

Couches anatomiques. — *Peau.*

Couche sous-cutanée.

Aponévrose. — Ses particularités.

Muscles. — Au milieu : Tendon du biceps et son expansion
Brachial antérieur.

En dehors : Long supinateur.
Les deux radiaux externes.
Court supinateur

En dedans : Rond pronateur. — Insertions remarquables.
Grand et petit palmaire.
Fléchisseur superficiel. — Insertions remarquables.
Cubital antérieur.

Rapports de ces masses musculaires avec les vaisseaux et nerfs.

Vaisseaux :

Artère humérale : Radiale. — Récurrente radiale antérieure.
Cubitale. — Récurrente cubitale antérieure.
Récurrente cubitale postérieure.

Veines. — Superficielles ou veines de la saignée, sont sus-aponévrotiques. — Figure schématique qui représente leur trajet.

Radiale.	Médiane commune.	Cubitale.
Céphalique.	Médiane céphalique.	Basilique.
	Médiane basilique.	
	Médiane profonde.	

Rapports de ces veines avec les nerfs musculo-cutané et brachial cutané interne, avec l'artère humérale.

Quelles sont les veines qu'on peut saigner ? — En quel point ? — L'artère est assez bien protégée par l'expansion aponévrotique du biceps.

Veines profondes ou sous-aponévrotiques dépourvues d'intérêt.

Nerfs. — Radial. — Médian.

Vaisseaux lymphatiques. — Ganglion sus-épitrochléen.

Squelette de la région. — Gynglyme et énarthrose.

Considérations chirurgicales. — Compression efficace dans les anévrysmes du pli du coude.

RÉGION PALMAIRE

Cette **Région** ou **Paume de la main** est formée par le plan carpo-métacarpien antérieur. Elle peut être grossièrement comparée à un pont dont les deux piliers constitueraient deux petites régions secondaires contenant chacune des organes propres et dont le cintre formerait une troisième région qui ne contient plus que des organes de passage. Cette comparaison indique la marche que nous allons suivre dans cette description.

Limites. — Elle a la forme d'un quadrilatère et se trouve limitée : *en haut*, par le pli inférieur du poignet qui répond à la rangée supérieure des os du carpe ; *en bas*, par la courbe de la racine des doigts, et *sur les côtés*, par les bords latéraux du métacarpe.

Anatomie des formes. — Le centre de la région est creusé d'une dépression très apparente chez les sujets vigoureux, car elle est due au relief des muscles du pouce et de l'auriculaire, c'est le *creux* de la main. A la partie supéro-externe on voit une large éminence qui forme la région du pouce, à laquelle les anatomistes ont donné le nom de *thénar*. Cette saillie se termine assez nettement en dedans par une ligne courbe partant du bord externe de la région à deux centimètres au-dessus de la racine de l'index et finissant aux limites du poignet en dedans de la saillie du scaphoïde. Ce pli, qui marque le mouvement d'opposition du pouce, indique assez bien le trajet du nerf et de l'artère collatérale de l'index.

A la partie interne on aperçoit une autre éminence due au relief des muscles de l'auriculaire ; beaucoup moins prononcée que la précédente elle occupe tout le bord interne de la région palmaire et s'appelle *éminence hypothénar*.

Une ligne, passant par les saillies du scaphoïde et du pisiforme que l'on peut sentir sous la peau, délimite en haut la région palmaire, et comme il y a là un relief saillant, on l'appelle *talon de la main*.

Un bourrelet transversal fortement accentué, allant de la tête du cinquième métacarpien à celle du second, marque la limite inférieure de la région. Dans la flexion des doigts le bourrelet devient plus proéminent. Leur extension au contraire l'aplatit, et l'on voit alors des saillies oblongues arrondies au niveau de chaque articulation métacarpo-phalangienne. Chacune de ces saillies est séparée de sa voisine par un sillon longitudinal qui semble continuer l'espace interdigitaire. Ces saillies sont dues à des pelotons graisseux refoulés sur les côtés par les bandes aponévrotiques sous-cutanées dans les mouvements d'extension.

Outre le sillon déjà décrit, deux autres concourent avec lui à former ce que l'on est convenu d'appeler l'M de la main. Celui du milieu part du même point que le premier;

il se dirige en dedans et un peu en haut et va mourir en s'incurvant vers le milieu du bord interne de la main. Il est le résultat de la combinaison du mouvement d'opposition du pouce et de celui de flexion des quatre derniers doigts réunis.

Le troisième pli, également transversal, est situé à un centimètre et demi au-dessous du précédent et correspond à la flexion des trois derniers doigts ; il s'étend de la seconde commissure digitale au bord interne de la main au niveau de la tête du cinquième os du métacarpe. Immédiatement au-dessous de lui on peut sentir les têtes des trois derniers métacarpiens ; celle du second répond au contraire au niveau du pli moyen. C'est à la faveur de ces plis que les chiromanciens ont longtemps exploité la bêtise humaine, prétendant y découvrir les influences astrales et les signes de l'avenir.

Dans l'espace compris entre le pli supérieur et le pli moyen on peut sentir, chez les individus maigres, battre l'arcade palmaire superficielle qui peut quelquefois descendre jusqu'au niveau de ce dernier pli. D'où il résulte qu'un instrument vulnérant qui pénètre par cet intervalle en intéressant la peau et l'aponévrose, court le risque de léser cette artère. De plus le chirurgien pourra sans aucune appréhension porter le bistouri au-dessous du pli moyen, ainsi que sur les bords latéraux de la région.

Couches anatomiques. — 1° *La peau* ferme, résistante, surtout chez les manouvriers, est dépourvue de poils et de follicules sébacés. Mais elle est richement dotée de glandes sudoripares dont l'orifice est très visible à la loupe, et de papilles où viennent se terminer les filets émanés du brachial cutané interne, du médian et du cubital. Les réseaux capillaires, sanguins ou lymphatiques, y sont aussi très abondants. Elle devient très épaisse au niveau de la tête des métacarpiens où elle forme des *durillons*. Elle est unie à la couche sous-jacente par une foule de tractus fibreux ; mais cette adhérence se fait d'une manière très intime au niveau du bord hypothénarien et plus encore au niveau du ligament annulaire, ce qui s'oppose aux infiltrations séreuses ou purulentes du côté de l'avant-bras.

2° *La couche sous-cutanée* est aréolaire, adipeuse, dense et serrée, traversée par les tractus fibreux qui vont de la peau à l'aponévrose, elle est composée de pelotons de graisse qui font hernie à la moindre incision, ce qui montre qu'ils sont dans un état de tension permanente qui donne tant d'élasticité à cette couche. Une disposition analogue s'observe à la plante des pieds, au niveau des saillies ischiatiques et en général dans toutes les régions destinées à supporter des pressions prolongées. Cette couche, lamelleuse sur le thénar, devient beaucoup plus épaisse au niveau de la tête des métacarpiens. Là, à la faveur des anneaux de l'aponévrose palmaire, elle se continue avec le tissu cellulaire profond et celui des doigts. Quelques filets des nerfs cubital, médian et radial la sillonnent dans plusieurs directions; on y trouve aussi en haut et en dehors un muscle peaucier, le *palmaire cutané*, à fibres transversales très développées chez les cochers, les maîtres d'armes et les violonistes, etc., et en dessous un plexus veineux à larges mailles qui donne à la peau du thénar une couleur bleuâtre ; mais dans les autres parties de cette couche les veinules sont rares et à peine visibles sous la peau.

3° *L'aponévrose palmaire* offre une partie moyenne et deux latérales. La *partie moyenne* de forme triangulaire a son sommet dirigé vers le talon de la main et sa base vers la racine des doigts. Les côtés longent les muscles du pouce et de l'auriculaire. Sa face antérieure est unie au derme par une foule de prolongements fibreux qui maintiennent le creux de la main. Cette aponévrose brillante, très forte, tire son origine soit du tendon du palmaire grêle, soit du ligament annulaire du carpe, et c'est cette portion qui a été judicieusement appelée par M. *Richet ligament palmaire*, en vertu de sa constitution et de ses fonctions. Elle est composée de fibres longitudinales et de transversales très serrées.

Les *longitudinales*, de beaucoup les plus nombreuses et les plus fortes, convergent vers le sommet et divergent vers la racine des doigts. Au niveau des articulations métacarpo-phalangiennes elles se divisent en quatre languettes, une pour chaque phalange ; puis chacune d'elles se divise à son tour en deux autres, qui contournent les phalanges pour se porter sur leur face postérieure où elles se fixent ; quelques-unes se portent en avant directement à la peau, comme l'a démontré *Maslieurat-Lagémard*.

Les *fibres transversales*, plus faibles que les précédentes, sont espacées en haut ; mais en bas elles se réunissent en une ou deux bandelettes, qui, par leur entrecroisement avec les longitudinales au niveau de la première bifurcation de celles-ci, forment des anneaux en arcades qui livrent passage aux vaisseaux et nerfs collatéraux des doigts, aux muscles lombricaux et permettent une large communication entre le tissu cellulaire sous-cutané et le profond. Dans le point où se fait la seconde bifurcation, des fibres arciformes très fortes réunissent les deux bandelettes latérales et forment ainsi l'origine des gaînes des fléchisseurs.

Quant aux *bords latéraux* de cette aponévrose, certains auteurs ont soutenu qu'ils se continuent avec les toiles cellulo-fibreuses qui enveloppent les éminences thénar et hypothénar, ce qui n'est pas. En effet les fibres transversales de l'aponévrose palmaire, les seules qui pourraient établir cette continuité, s'insèrent isolément en bas, où elles forment des bandelettes, d'une part sur le côté externe du second métacarpien, et de l'autre sur le côté externe du cinquième, dans une étendue qui varie de un à deux centimètres. Plus haut, où elles sont moins accusées, elles s'incurvent aussi des deux côtés pour atteindre la face antérieure de l'aponévrose interosseuse avec laquelle l'aponévrose qui nous occupe forme une grande gaîne triangulaire dont la base dirigée vers la racine des doigts se continue avec les quatre canaux ostéo-fibreux qui forment la gaîne des fléchisseurs. Elle offre de plus des ouvertures pour le passage des vaisseaux et nerfs collatéraux. Le sommet de cette gaîne fait suite au tunnel radio-carpien qui lui transmet une foule d'éléments nerveux et tendineux. — Sa paroi antérieure n'est autre que l'aponévrose palmaire déjà décrite. — Sa paroi profonde ou postérieure est formée par l'aponévrose interosseuse. —Ses bords latéraux sont arrondis par suite de l'incurvation des fibres transversales, qui sont très résistantes dans le tiers inférieur, mais qui dégénèrent en fibres celluleuses dans les deux tiers supérieurs. Il n'y a donc entre l'aponévrose palmaire et ses deux voisines, les aponévroses du thénar et de l'hypothénar, qu'un simple rapprochement par contiguité et non par continuité.

Les aponévroses des éminences thénar et hypothénar sont des toiles celluleuses dépourvues de tout intérêt. La première se fixe sur le bord externe du premier métacarpien et en dedans se moule en s'incurvant sur les muscles court fléchisseur et adducteur qu'elle accompagne jusqu'à leurs points d'attache.

La seconde s'insère en dedans au bord interne du cinquième métacarpien ; en haut, au pisiforme et en dehors se recourbe sur le court fléchisseur et l'opposant du petit doigt qu'elle suit jusqu'à leurs insertions sur l'os. Elle est accolée au côté interne de la gaîne fibreuse médiane, que nous avons précédemment décrite.

Depnis le commencement de notre siècle, l'aponévrose palmaire joue un grand rôle chirurgical dans la *rétraction permanente des doigts*, que les anciens connaissaient et décrivaient sous le nom de *crispatura tendinum*, infirmité que *Boyer* expliquait par une espèce de dessèchement, d'endurcissement, de rigidité du tendon et de la peau. *Dupuytren* voulut voir dans l'étiologie de cette difformité une rétraction de l'aponévrose palmaire. *A. Cooper* y ajouta la rétraction des tendons fléchisseurs à la suite d'une inflammation chronique. L'erreur commise par ces illustrations chirurgicales se dissipa lorsque M. *Goyrand* d'Aix, chirurgien d'une valeur incontestée et incontestable [1], envoya à l'Aca-

[1] La ville d'Aix déplore la perte de cet habile chirurgien, qu'elle remplacera difficilement

démie, en 1834, un travail avec une pièce pathologique à l'appui de la nouvelle théorie qu'il venait soutenir ; théorie acceptée aujourd'hui sans conteste par tous les anatomopathologistes. *Goyrand* démontra, en effet, que cette infirmité se rencontre fréquemment chez les agriculteurs, les cochers, les maîtres d'armes, les portefaix, les forgerons, chez ceux qui ont l'habitude de cacheter les dépêches, etc.. et qu'elle est produite par la transformation en faisceaux fibreux résistants et solides des filaments cellulo-fibreux sous-cutanés de la face palmaire des doigts et de la main, filaments qui vont de l'aponévrose aux doigts, comme nous l'avons déjà dit. Il va sans dire que le bistouri seul peut avoir raison de cette infirmité. *Goyrand* conseille d'inciser la peau longitudinalement sur chaque bride préalablement tendue, d'écarter les lèvres de ces incisions, de les séparer par la dissection des cordons fibreux et de couper en travers ces cordons ainsi isolés. « Si les brides prédigitales « envoient des prolongements aux premières phalanges, « avant d'aller s'insérer aux secondes, dit ce chirurgien, « on les coupera au-dessus et au-dessous de ces prolonge« ments : si la section de ces cordons fibreux laisse dans « la plaie des lambeaux flottants, on les excise. Les doigts « seront ensuite fixés dans une extension complète et les « incisions de la peau seront réunies par première inten« tion. » En 1835, il se rangea à la ponction latérale et division sous-cutanée de la bride, procédé seul admissible comme méthode générale.

4° **Muscles.** — Nous les considérerons dans chaque gaîne en particulier.

Groupe externe ou thénar. — Il renferme les mus cles du pouce qui sont de la superficie à la profondeur :

1° *Le court abducteur*, double en haut où il s'insère a ligament annulaire, au scaphoïde et à un prolongement d tendon du long abducteur du pouce ; il est simple en ba où il se rend au côté interne de la première phalange.

2° *L'opposant*, qui descend obliquement du trapèze et d ligament annulaire à tout le bord externe du premier m tacarpien. Son attache supérieure est traversée par l'artè radio-palmaire.

3° *Le court fléchisseur*, qui en haut a deux insertions l'une antérieure au ligament annulaire et au trapèze, l'au tre postérieure à l'unciforme et à la base du troisième m tacarpien. Ce muscle descend s'insérer en dehors de l'e trémité supérieure de la première phalange du pouce.

4° *L'adducteur*, situé sur le plan le plus profond et qu du grand os et de tout le bord antérieur du troisième m tacarpien, se rend au bord interne de la première ph lange.

Tous ces muscles forment une masse triangulaire à ba supéro-interne et à sommet inféro-externe. On y voit outre le long du bord interne du court fléchisseur, ou po mieux dire dans la rainure intermusculaire qui sépare court fléchisseur de l'adducteur, le tendon du long fléchi seur propre du pouce.

Les vaisseaux et nerfs collatéraux externe du pouce et branche thénarienne du médian occupent aussi cette r gion.

Groupe interne ou hypothénar. — On y trouve :

1° *L'adducteur* du petit doigt, couché sur le bord interne de la main et allant du pisiforme au bord interne de la première phalange.

2° *Le court fléchisseur*, situé sur le même plan mais en dehors du précédent, avec lequel il se confond par son insertion inférieure et qui en haut se fixe au ligament annulaire et à l'os unciforme.

3° *L'opposant*, immédiatement couché sur l'os et qui parti en haut des mêmes points que le précédent va s'attacher sur tout le bord interne du cinquième métacarpien. L'artère palmaire profonde et la branche palmaire profonde du cubital s'engagent entre l'adducteur et le fléchisseur.

Groupe moyen. — Il est triangulaire, comme l'espace interosseux que limitent les deux groupes précédents, et présente immédiatement, sous l'aponévrose : 1° l'arcade artérielle palmaire superficielle ; 2° des branches nerveuses dont les externes viennent du médian et les internes du cubital ; 3° les tendons du *fléchisseur sublime* et les muscles lombricaux. — Sur un second plan, les tendons du *fléchisseur profond* enveloppés dans une synoviale ; tous ces organes sont contenus dans la gaîne de l'aponévrose palmaire. Mais plus profondément se trouve un troisième plan qui renferme l'arcade artérielle profonde, l'anse nerveuse du cubital et les muscles interosseux, plan qui est séparé de la gaîne palmaire par l'aponévrose interosseuse. Cette dernière n'est qu'une toile cellulo-fibreuse, qui, née en haut sur la face antérieure des articulations carpiennes, recouvre les muscles interosseux et va se terminer en bas au ligament transverse antérieur.

Vaisseaux. — Les artères, qui sillonnent cette région, sont des ramifications de la radiale et la cubitale ; il faut remarquer toutefois que la cubitale, plus profonde à l'avant-bras, devient superficielle dans la paume de la main et inversement pour la radiale.

La cubitale, qui, en haut de la main, est placée entre la peau et le ligament annulaire en dedans du pisiforme, s'engage bientôt sous l'aponévrose pour former l'*arcade palmaire superficielle* convexe en bas, complétée en dehors par le rameau radio-palmaire de la radiale. De la convexité de cette arcade ainsi formée naissent quatre ou cinq branches qui accompagnent les tendons du fléchisseur superficiel jusqu'à la racine des doigts où elles s'inosculent avec les interosseuses inférieures. La cubitale fournit le rameau cubito-palmaire qui s'enfonce dans l'interstice de l'adducteur et du court fléchisseur du petit doigt, qui ensuite chemine transversalement entre le court fléchisseur et l'opposant, et enfin va au-devant des interosseux s'aboucher avec la radiale.

La radiale, après avoir traversé la tabatière anatomique, arrive à l'extrémité postérieure du premier espace interosseux, perfore cet espace à travers l'adducteur et va déboucher dans la région palmaire profonde vers le milieu du troisième métacarpien où elle forme l'*arcade profonde* convexe en bas, complétée en dedans par le rameau cubito-palmaire, située en avant des interosseux et en arrière de l'aponévrose interosseuse.

Au moment de perforer l'adducteur, la radiale donne l'*in-*

terosseuse dorsale du premier espace, qui appartient plutôt au dos de la main, et la *collatérale externe* du pouce.

De la convexité de l'arcade profonde descendent trois ou quatre interosseuses palmaires, et de sa face postérieure trois perforantes qui vont s'anastomoser sur le dos de la main avec les interosseuses postérieures, branches de la dorsale du métacarpe, qui vient elle-même de la radiale et s'anastomose aussi avec la cubitale.

Il y a donc là un véritable cercle artériel dont la demi-circonférence antérieure est formée par les arcades palmaires, et la demi-circonférence postérieure par la dorsale du métacarpe et ses collatérales.

De cette description il résulte que ce cercle artériel peut être facilement intéressé par l'un ou l'autre des deux troncs qui l'alimentent. L'hémorrhagie,qui en résulte, est d'autant plus sérieuse qu'il est quelquefois matériellement impossible de l'arrêter ; certains chirurgiens se sont vu dans la dure nécessité d'aller lier l'artère humérale, parce que la compression et la ligature n'avaient pas pu arrêter l'écoulement du sang.

Les veines de cette région sont peu intéressantes à étudier ; elles n'accompagnent pas partout les artères ; ainsi point de veine satellite de l'arcade artérielle superficielle, à peine en trouve-t-on une ou deux qui entourent l'arcade profonde.

Les veines superficielles vont se rendre aux veines antérieures du poignet, les profondes vont contribuer à la formation des veines radiale et cubitale.

Les vaisseaux lymphatiques y sont superficiels et très nombreux par leur réunion les uns avec les autres ; ils donnent naissance à de gros troncs qui, passant au devant du ligament annulaire, s'accolent à la veine médiane et cheminent de compagnie jusqu'au pli du coude.

Les nerfs sont superposés en trois plans. Nous avons déjà parlé du plan superficiel sous-cutané. Le plan moyen renferme les nerfs les plus importants et les plus volumineux de la région ; ils sont sous-aponévrotiques et sous-jacents à l'arcade superficielle. Ils présentent six branches dont les quatre externes sont originaires du *médian* et les deux internes du *cubital*. En allant de dehors en dedans, la *première* accompagne le bord interne du court fléchisseur du pouce, elle est destinée à ce doigt auquel elle fournit deux nerfs collatéraux en se bifurquant. La *seconde* se rend au côté externe de l'index ; la *troisième*, la *quatrième* et la *cinquième* suivent respectivement les deuxième, troisième et quatrième espaces interosseux ; enfin la *sixième* longe le bord interne du petit doigt.

Les nerfs du troisième plan sont disséminés sur toute la surface de la couche profonde de la région ; ceux du milieu sont placés entre les muscles interosseux et leur aponévrose. Ce sont, en allant de dehors en dedans, *la branche thénarienne* du médian ; la terminaison de l'*interosseux* qui vient encore du médian, et enfin la *branche profonde du cubital* qui, après avoir traversé la couche hypothénarienne, comme l'artère cubito-palmaire, vient faire en arrière de l'aponévrose interne une sorte d'arcade nerveuse à convexité inférieure et de laquelle partent des filets pour tous les muscles hypothénariens, interosseux et les deux lombricaux internes.

Gaînes synoviales. — Le plus ordinairement on trouve deux gaînes synoviales, une pour le fléchisseur propre du pouce, l'autre commune à tous les tendons des deux fléchisseurs communs réunis.

La *synoviale du pouce* remonte en haut jusqu'aux limites du poignet où elle se termine en cul-de-sac et se confond en bas avec la gaîne digitale qui n'est que sa terminaison. Dans le canal radio-carpien elle est en dedans du trapèze et du scaphoïde et en dehors du médian. Dans la paume de la main elle occupe le bord interne du court fléchisseur du pouce.

La *synoviale interne* remonte plus haut que la précédente et son rétrécissement dans le canal radio-carpien lui donne la forme d'un sablier. Son cul-de-sac inférieur arrive jusqu'au niveau du pli cutané moyen, mais il se termine par trois prolongements : deux *externes* pour l'indicateur et le médius, qui ne descendent qu'à un centimètre au-dessous de ce pli moyen ; un *interne* pour l'annulaire et le petit doigt et qui s'abouche avec leurs gaînes digitales. Dans sa partie sus-carpienne elle est située entre l'aponévrose antibrachiale en avant et le carré pronateur en arrière ; elle répond : en dehors au médian, en dedans au cubital antérieur, à l'artère et au nerf cubital. Dans le canal radio-carpien elle se juxtapose à la synoviale externe, et le nerf médian est compris dans l'adossement de leurs deux feuillets. Dans le creux de la main elle affecte des rapports en avant avec l'arcade superficielle, les filets nerveux émanés du médian et du cubital et avec l'aponévrose palmaire ; en arrière elle s'applique sur l'aponévrose interosseuse.

Cette synoviale est susceptible de s'enflammer très facilement, et les inflammations des doigts viennent souvent s'y étendre d'une manière très grave, à cause de la communication directe qui existe entre les gaînes palmaires et celles du pouce, de l'annulaire, du petit doigt.

Lorsque l'inflammation l'affecte primitivement et que survient la suppuration, on observe ces abcès *en bissac* décrits par *Velpeau*, et dont le collet est dû à l'espèce d'étranglement qu'exerce sur les parties enflammées et tuméfiées le ligament annulaire du carpe.

Si cette cavité se remplit de sérosité, elle donne lieu à des tumeurs synoviales ou kystes séreux connus sous le nom de *nodus* ou *ganglions*. L'exploration et le toucher de ces collections liquides fait passer le contenu de la région sus-carpienne à la région palmaire et réciproquement. Dans cette manœuvre les doigts perçoivent aisément une espèce de crépitation que *Dupuytren* désignait sous le nom de *bruit de chaînon*, occasionné par la présence de granulations hordéiformes, considérées pendant longtemps comme des hydatides par beaucoup de chirurgiens.

On voit aussi se développer dans la région des tumeurs adipeuses, qui, par leur consistance, peuvent en imposer pour des kystes synoviaux.

Le squelette de la main est constitué en haut par les os de la seconde rangée du carpe ; au milieu et en bas par les cinq métacarpiens.

Le trapèze s'articule avec le premier métacarpien, qui est parfaitement mobile et indépendant des autres et qui, en vertu de cela, permet l'opposition du pouce. Ce même os, de concert avec le trapézoïde et le grand os, concourt à former une mortaise pour loger le second métacarpien. Le grand os, dans sa majeure partie, s'articule avec le troisième ; enfin l'os crochu fournit des facettes articulaires pour le quatrième et le cinquième.

Les quatre derniers métacarpiens sont très intimement unis entr'eux, et semblent ne former qu'une articulation unique avec les os de la seconde rangée du carpe.

Les surfaces articulaires sont assujetties entr'elles par des ligaments verticaux ; tandis que des ligaments transversaux unissent les extrémités supérieures des métacarpiens. La synoviale est la même que celle de l'articulation radio-carpienne.

A la partie inférieure de la région on voit une bandelette fibreuse couchée transversalement et fortement soudée à la tête des métacarpiens.

RÉSUMÉ DE LA RÉGION PALMAIRE

Position. — Disposition. — Limites.

Anatomie des formes. — Creux de la main. — Thénar. — Hypothénar. — Plis de la main disposés en M. — L'arcade palmaire superficielle correspond au pli moyen.

Couches anatomiques. — 1° *Peau*, très riche en glandes sudoripares et en papilles.

2° *Couche sous-cutanée.* — Pelotons adipeux. — Muscle palmaire cutané.

3° *Aponévrose palmaire.* — Disposition de ses fibres longitudinales et transversales. — Simple rapprochement par contiguité entre les bords de cette aponévrose et les aponévroses des éminences thénar et hypothénar.

Rôle de l'aponévrose palmaire dans la rétraction permanente des doigts. Opinion de Goyrand, la seule vraie.

4° *Muscles.* — *Du thénar* : Court abducteur.
Opposant.
Court fléchisseur.
Adducteur.

De l'hypothénar : Adducteur.
Court fléchisseur.
Opposant.

Entre les deux éminences : Arcade palmaire superficielle.
Branches du médian et du cubital.
Tendons du fléchisseur sublime, et les lombricaux.
Tendons du fléchisseur profond.
Arcade palmaire profonde.
Anse nerveuse du cubital.
Muscles interosseux.

Vaisseaux :

Artères. — La cubitale forme l'arcade superficielle convexe en bas. Ses branches accompagnent les tendons du fléchisseur sublime.

La radiale forme l'arcade profonde convexe en bas, complétée par le rameau cubito-palmaire. — Elle donne dans la région l'interosseuse dorsale et la collatérale externe du pouce.

La lésion de l'une ou l'autre de ces artères est toujours sérieuse.

Veines. — Peu intéressantes.

Vaisseaux lymphatiques. — Superficiels et très nombreux.

Nerfs. — Disposés sur trois plans :

1° Nerfs sous-cutanés.

2° Nerfs sous-aponévrotiques. — Six branches : quatre externes venues du médian ; deux internes du cubital.

3° Nerfs profonds. — Branche thénarienne et interosseuse venues du médian. — Branche profonde du cubital.

Gaines synoviales :

Synoviale du pouce.

Synoviale interne — Sa forme et ses rapports. — Abcès en bissac. — Nodus ou ganglions.

Squelette de la région.

TOPOGRAPHIE DU TRONC

Région Périnéale

Le **Périnée** (περι autour, ναος temple) a été ainsi appelé, parce que les anciens considéraient comme sacrées les parties génitales et celles qui les avoisinent. Il est compris dans l'aire du détroit inférieur du bassin ; placé à l'opposite de la tête il représente à lui seul l'extrémité inférieure du tronc.

C'est assurément la région la plus célèbre en chirurgie. Peu de segments du corps sont composés, comme le périnée, de parties plus importantes à connaître à cause du nombre et de la gravité des maladies qui peuvent les affecter ; aussi, en raison de cette importance, a-t-il été scruté et fouillé avec tant de soin et de précision par le scapel des anatomistes.

Toutefois les auteurs, qui ont voulu décrire le périnée, ne se sont pas accordés à lui assigner des limites identiques. Les uns, avec *Malgaigne* et *Pétrequin*, n'étudient que les parties molles situées entre le pubis et une ligne reliant les deux tubérosités ; les autres, avec *Blandin* et *Jarjavay*, donnent le nom de périnée à toute la paroi inférieure du bassin. J'adopte cette dernière opinion, tout en reconnaissant cependant que la portion antérieure ou pubio-bisciatique est la seule réellement intéressante, car elle est un vrai champ de manœuvre chirurgical.

Limites. — Sous la peau cette région est délimitée par la symphyse du pubis en avant, le coccyx en arrière et latéralement par les branches de l'ischion, les tubérosités et les ligaments sacro-sciatiques. Mais à l'extérieur ces limites se trahissent par la racine des bourses, les sillons des cuisses et les saillies osseuses des tubérosités et du coccyx. Ces limites superficielles diminuent considérablement l'étendue transversale du périnée et l'effacent dans le rapprochement des cuisses.

Anatomie des formes. — Les cuisses étant écartées et fléchies sur le ventre, si par la pensée on mène des lignes allant de la symphyse du pubis aux tubérosités de l'ischion et de chacune de celles-ci au coccyx on circonscrit un espace quadrangulaire à forme losangique qui, par le moyen de la ligne bisciatique, se divise en deux triangles isocèles réunis par la base qui leur est commune. J'appelle ces deux triangles : l'antérieur *pubio-bisciatique*, le postérieur *tubéro-coccygien*.

Dans le rapprochement des cuisses et dans l'attitude debout, la région se résume en une gouttière, qui va du coccyx à la symphyse. Elle est fermée en avant par les bourses pendantes chez l'homme, ouverte chez la femme, et sillonnée, chez le premier, par le relief arrondi du canal de l'urèthre, sur le milieu duquel se voit le raphé médian qui du coccyx va se prolonger sur les bourses et la face inférieure de la verge. Cette ligne raphéale divise ainsi chacun des triangles précédents en deux autres égaux et symétriques. Celui, qui est à gauche (du sujet) et en avant, est spécialement désigné aux lithotomistes pour la taille latérale ou latéralisée. En avant du coccyx se trouve l'orifice de l'anus, que l'on ferait mieux d'appeler *méat fécal*, et qui interrompt la ligne raphéale en ce point.

Sur les parties latérales le bord correspondant des régions fessières se trahit à l'extérieur par un bord arrondi.

Les dimensions du périnée varient naturellement avec l'âge et l'embonpoint du sujet. Il en est de même de l'épaisseur, à laquelle on ne saurait reconnaître une mensuration moyenne, malgré les statistiques de *Dupuytren* de *Velpeau*, de *Blandin*, etc.

Le sexe entraînant nécessairement des différences dans la constitution des parties de cette région, il convient d'étudier successivement le périnée chez l'homme et chez la femme.

PÉRINÉE DE L'HOMME

Pour étudier cette zône du corps humain, il faut procéder à sa dissection en mettant le sujet dans la position qu'on lui donnerait, si on voulait pratiquer l'opération de la taille. Mais pour bien comprendre ce que nous allons dire dans cet article et saisir exactement le sens des mots supérieur, inférieur, antérieur, postérieur, le lecteur doit par la pensée rétablir les organes dans la position qu'ils occupent dans l'attitude bipède ; sans cela il ne comprendra jamais le périnée.

Procédant, comme nous l'avons fait jusqu'à présent, du connu à l'inconnu, nous étudierons le périnée de la surface vers les parties profondes, c'est-à-dire de dehors en dedans et de bas en haut.

Couches anatomiques. — 1° *La peau* est mobile surtout en avant où elle se continue avec le scrotum, dont elle a l'extensibilité, faculté précieuse pour la sortie des tenettes chargées du calcul. Sur les côtés et en arrière elle est assez épaisse, mais à mesure qu'elle s'approche de l'anus, elle s'amincit de plus en plus, s'enfonce dans cet orifice pour se continuer avec la muqueuse rectale en formant un grand nombre de plis rayonnés qui deviennent souvent le siége de manifestations syphilitiques, de fissures, de fistules stercorales et de tumeurs hémorrhoïdaires. Ces plis s'effacent presque complètement chez les individus livrés au rôle passif de la pédérastie.

Elle est chargée de pigmentum qui lui donne une coloration brunâtre particulière. Elle offre la ligne raphéale, vestige de la coalescence des éléments du sinus uro-génital pendant la vie embryogénique. La région antérieure et même la marge de l'anus sont ombragés de poils. On y trouve aussi les orifices d'un grand nombre de glandes sébacées qui sécrètent un liquide âcre, mordicant et d'une odeur *sui generis* ; liquide qui occasionne des intertrigo souvent douloureux.

2° *La couche sous-cutanée* est cellulo-adipeuse ; elle se continue avec celle des parties latérales du périnée et des régions voisines. Son épaisseur varie suivant les sujets ; naturellement elle augmente ou diminue la hauteur du plancher périnéal depuis la base de la vessie jusqu'à la peau. Plus abondante sur les côtés que vers le milieu, elle l'est surtout en arrière où elle bourre le creux ischio-rectal. Quant à sa constitution, les opinions ont été controversées. *Thompson* a su lui trouver cinq couches ; *Blandin* les a réduites en une seule. A l'exemple de *Pétrequin*, de *Jarjavay* et de *Richet* nous lui reconnaissons deux plans celluleux doublés chacun par une couche adipeuse.

Le feuillet externe se continue avec le fascia superficialis des départements limitrophes. Il envoie à la peau des tractus celluleux, qui, par leur entrecroisement, circonscrivent des espaces aréolaires remplis de graisse. Il reçoit quelques insertions du sphincter sublime de l'anus.

Le feuillet profond, séparé du précédent par sa doublure graisseuse, se fixe latéralement aux aponévroses d'enveloppe des muscles voisins, en prenant un point d'appui sur les branches ischio-pubiennes ; en avant il va se confondre avec le dartos. En arrière il se perd sur les côtés du rectum dans le creux ischio-rectal, et dans ce point il reçoit les insertions postérieures du sphincter externe. Ce feuillet est plus franchement lamelleux que le précédent.

La laxité de ces tissus permet aux infiltrations urinaires, purulentes ou autres de s'étendre en avant ou en arrière ;

mais sur les côtés les fusées se font plus difficilement, à cause des insertions osseuses du feuillet profond que nous venons de signaler.

Voilà les couches communes à tout le périnée. Comme les suivantes ne se succèdent pas de la même manière dans l'un et l'autre des triangles périnéaux, nous allons les étudier d'abord dans le triangle pubio-bisciatique ou génital, qui est de beaucoup le plus intéressant à tous les points de vue, anatomique et chirurgical.

Triangle pubio-bisciatique. — *Aponévroses.* La région périnéale proprement dite renferme dans sa composition un système d'aponévroses dont la disposition exacte et l'importance chirurgicale n'ont été révélées que dans la première partie de ce siècle. Elles sont au nombre de trois et les anatomistes, qui les ont étudiées, les ont désignées sous des appellations différentes. Avec *Blandin* nous les appellerons inférieure, moyenne et supérieure.

3° **Aponévrose inférieure** ou **superficielle du périnée.** — Elle est connue depuis fort longtemps, mais à *Blandin* revient le mérite d'en avoir donné le premier une bonne description et d'en avoir signalé l'importance.

Elle est située dans la portion antérieure du périnée elle a, comme elle, une forme triangulaire ; ses limites antérieures et latérales sont formées par l'arcade ischio-pubienne sur laquelle elle s'insère. Dense et fibreuse au niveau de ses attaches, elle semble se résoudre insensiblement en tissu cellulaire à mesure qu'elle s'avance vers le milieu du triangle. *En avant,* elle s'abaisse au-dessous du bulbe, de l'urèthre, des corps caverneux et va se confon dre avec la gaîne fibreuse de la verge et plus haut encore avec les enveloppes du scrotum. Cette connexion explique pourquoi le sang, fusant le long de cette aponévrose, ecchymose le scrotum lorsque le bulbe vient à être lésé dans la taille médiane. *En arrière*, elle est tendue entre les deux tubérosités sciatiques, contourne le bord postérieur des muscles transverses, devient ascendante et va se confondre avec le bord postérieur de l'aponévrose moyenne.

Sa face externe, unie à la couche sous-cutanée, est sillonnée par l'artère périnéale supérieure et le nerf qui l'accompagne. De *sa face profonde* ou *supérieure* se détachent des feuillets fibreux qui engaînent les muscles bulbo-caverneux, ischio-caverneux et vont se fixer à l'aponévrose moyenne.

Entre cette aponévrose et la peau se trouve le *sphincter externe* de l'anus. Simple en arrière où il s'insère sur la face postérieure du coccyx, ce muscle se porte en avant en se séparant en deux faisceaux semi-elliptiques, qui enlacent la fin du rectum en se regardant par leur concavité, et vont se terminer en avant entre l'anus et les organes génitaux, partie sur le fascia superficialis, partie sur l'aponévrose inférieure. En fait, ces faisceaux musculaires s'implantent sur le raphé médian du muscle bulbo-caverneux et un peu au-dessous sur l'extrémité postérieure du bulbe de l'urèthre ; en ce dernier point, l'insertion se fait au moyen de belles fibres aponévrotiques.

En bas, ce muscle est en rapport avec la peau ; *en haut*, il s'unit au releveur de l'anus ; *en dedans*, il est appliqué sur la face externe de la muqueuse rectale, et semble se continuer avec les fibres circulaires du rectum qui forment en ce point le *sphincter profond* sur lequel nous aurons occasion de revenir. Ses fibres internes s'unissent à la muqueuse rectale à la faveur d'une couche de tissu lamineux très lâche qui favorise la descente de cette membrane, connue sous le nom de *prolapsus de la muqueuse*, état pathologique bien différent de la *chûte du rectum*, qui est une invagination de l'intestin au travers de l'anus.

La contraction de ce sphincter a pour effet de fermer l'anus et pendant qu'elle s'opère on ressent dans la profondeur des organes génitaux une légère secousse due à la connexion de ce muscle avec le bulbo-caverneux.

4° Au-dessus de cette aponévrose inférieure nous trouvons une couche musculaire composée du *bulbo-caverneux*, de l'*ischio-caverneux* et du *transverse* du périnée. Ils sont tous les trois situés dans le triangle pubio-bisciatique qui nous occupe.

1° *Le bulbo-caverneux*, que *Blandin* décrit simultanément avec le constricteur du vagin, pour n'en faire qu'un seul muscle qu'il appelle *ano-caverneux*, s'étend de la partie antérieure de l'anus à la symphyse du pubis. Il s'insère, en arrière et sur la ligne médiane, à la face supérieure de l'aponévrose inférieure, qui le sépare de l'anus, et sur les faces latérales d'une cloison fibreuse fournie par cette aponévrose, espèce de raphé médian qui va de l'aponévrose inférieure à la moyenne. De là les fibres musculaires se portant horizontalement en avant pour se bifurquer bientôt ; chacun de ces nouveaux faisceaux va se terminer sur les parties inférieure et interne de la racine correspondante des corps caverneux et sur les parties voisines de l'aponévrose moyenne. Il résulte de cette disposition que ce muscle prend la forme d'une gouttière à concavité supérieure dans laquelle se loge le bulbe de l'urèthre.

Le docteur *Houston* a trouvé quelques fibres qui, parties des insertions caverneuses, se dirigeaient sur le dos de la verge. Il a appelé ce faisceau *muscle érecteur*. Il est très rare de le trouver ; pour mon compte je ne l'ai jamais vu.

Le bulbo-caverneux est recouvert par l'aponévrose inférieure ; par sa face supérieure il est en rapport avec la partie bulbeuse de la verge et avec l'aponévrose moyenne sur laquelle il repose. Tout à fait en arrière il fait corps avec le sphincter externe et les muscles transverses du périnée. C'est à ce point de jonction que doit correspondre dans la taille médiane l'extrémité de l'incision qui doit atteindre le canal de l'urèthre.

En se contractant ce muscle tiraille la verge en avant pendant l'érection ; il soulève le bulbe de l'urèthre, facilite l'éjaculation dans certains cas, et l'émission des dernières gouttes d'urine dans d'autres.

2° *L'ischio-caverneux*, placé sur les parties latérales du triangle antérieur du périnée, se fixe en arrière sur la face interne de la tubérosité et de la branche ascendante de l'ischion par des fibres aponévrotiques, qui se roulent en forme de cornet autour des fibres charnues. Celles-ci vont s'implanter en avant et en dedans de la racine du corps caverneux correspondant, au moyen de fibres aponévrotiques qui vont se fusionner avec la gaîne fibreuse de cet organe.

Il envoie quelques fibres qui vont renforcer le muscle de *Houston*, quand il existe.

Recouvert par l'aponévrose superficielle ce muscle repose sur le corps caverneux. Il délimite avec le précédent un espace triangulaire dont la base est formée par le transverse. L'adossement de ce triangle avec l'homologue reproduit la forme superficielle de cette portion du périnée en formant un nouveau triangle, dont les deux ischio-caverneux représentent les côtés, les transverses la base, les bulbo-caverneux sont la perpendiculaire abaissée du sommet.

En se contractant l'ischio-caverneux porte la verge en bas et en arrière. Il contribue à l'érection mais à l'inverse du précédent ; il agrandit la cavité de la racine des corps caverneux et rend ainsi plus facile l'accès du sang dans ces organes.

3° *Le transverse du périnée* est situé à peu près à deux centimètres en avant de l'anus ; il est triangulaire à base interne, et dirigé obliquement de dehors en dedans et un peu obliquement de bas en haut. Par son sommet il se fixe à la partie interne de la tubérosité sciatique ; de là ses fibres se dirigent en éventail vers la ligne médiane pour s'y confondre et s'entrecroiser avec celles de son congénère, du bulbo-caverneux et du sphincter. Masqué par l'aponévrose superficielle il s'appuie sur la moyenne.

Par son action il a un effet compressif sur le rectum et sur le bulbe de l'urèthre.

Dans l'aire de ce triangle circonscrit par ces trois muscles se trouve du tissu cellulaire, et l'aponévrose inférieure est déprimée à ce niveau.

V. **L'aponévrose moyenne** a été bien décrite pour la première fois par un anatomiste de Montpellier, le docteur *Carcassonne*, qui lui donna le nom de *ligament périnéal.* Malgré les diverses dénominations qu'on a voulu lui imposer dans la suite : *ligament triangulaire* (*Colles*), *aponévrose ano-pubienne* (*Velpeau*), elle a toujours conservé le nom de *ligament de Carcassonne.*

Elle constitue le plan le plus important de la région. Elle a la forme triangulaire de l'arcade pubienne entre les branches de laquelle elle est logée ; elle sépare la couche musculaire précédente des muscles situés au-dessus et de la prostate. Elle est percée à son centre d'une ouverture pour laisser passer l'urèthre au niveau de sa portion membraneuse. Elle se fixe en avant sur le ligament pubien inférieur ; latéralement sur la lèvre interne des branches descendantes du pubis et ascendantes de l'ischion. De tous ces points ses fibres se portent sur la ligne médiane, et s'entrecroisent avec celles qui viennent du côté opposé pour former une toile nacrée dense et solide. Cette lame descend alors sur le muscle transverse, sur le bord postérieur duquel elle se recourbe et vient se confondre avec l'aponévrose superficielle, comme nous l'avions déjà remarqué. M. *Denonvilliers* a trouvé dans ses dissections qu'elle était composée de deux feuillets : l'un inférieur, qui se dirige au-devant du rectum et s'incurve pour aller s'unir à l'aponévrose superficielle ; l'autre supérieur, qui s'unit intimement au premier sur les parties latérales, et, vers le milieu se prolonge sur la face antérieure du rectum.

Entre ces deux feuillets on trouve une couche de fibres

musculaires rayonnées plus compactes vers le milieu au niveau de la portion membraneuse, et divergentes du côté du pubis et des branches de l'ischion. C'est le muscle *compresseur de l'urèthre* de *Guthrie* ou *transverse profond* de *Cruveilhier*.

L'aponévrose moyenne forme un plan résistant que le lithotomiste doit diviser avant d'atteindre la portion membraneuse de l'urèthre ; mais comme elle se trouve tendue par le fait même de la position du patient, le bistouri l'incise aisément, non sans donner à l'opérateur la notion d'une résistance vaincue. Par sa texture fibreuse, elle bride les collections purulentes et les infiltrations urinaires qui se font au-dessus d'elle.

Cette aponévrose forme avec l'aponévrose inférieure une gaîne remarquable complètement fermée en arrière et sur les parties latérales, mais en avant elle se trouve ouverte du côté du pubis.

Elle se subdivise en trois gaînes secondaires par le fait de l'existence de deux cloisons fibreuses que nous avons vu se détacher de la face supérieure de l'aponévrose inférieure. La gaîne moyenne sert à loger l'urêthre et le bulbo-caverneux ; chacune des gaînes latérales contient l'ischio-caverneux et la racine correspondante du corps caverneux, laquelle s'insère à la manière des tendons à la partie interne des branches ascendante de l'ischion et descendante du pubis.

Tous les muscles, précédemment décrits au-dessus de l'aponévrose superficielle, sont adhérents à la face inférieure du *ligament de Carcassonne*. Par sa face supérieure celui-ci est en rapport avec le releveur de l'anus, le muscle de *Wilson*, l'obturateur interne et la seconde portion de l'urèthre.

VI. *Seconde couche musculaire.* — Dans le triangle qui nous occupe, cette seconde couche est formée par un seul plan musculaire : le *releveur de l'anus* et le *muscle de Wilson*. On y trouve aussi les glandes de *Méry* ou de *Cooper*.

1° *Le releveur de l'anus* forme à lui seul presque tout le plancher de l'excavation du bassin. Il est large, aplati, courbe à concavité supérieure et situé en majeure partie dans le triangle tubéro-coccygien. Mais pour ne pas scinder l'étude des étages musculaires nous croyons devoir placer ici sa description. Ses fibres s'insèrent en dehors sur une arcade aponévrotique à concavité latérale, dont les extrémités sont fixées sur le corps du pubis et sur l'épine sciatique. Des divers points de cette arcade tendineuse les fibres convergent en bas et en dedans vers la ligne médiane : les postérieures s'unissent avec leurs congénères de l'autre côté au moyen d'un raphé fibreux derrière le rectum ; les antérieures passent pour la plupart très obliquement sur les côtés de l'anus au-dessus du sphincter avec lequel elles semblent se confondre et vont dans le triangle postérieur se terminer au devant du coccyx, tandis que quelques autres se fixent sur un raphé médian qui adhère à la face antérieure du rectum. Plus en avant, quelques faisceaux passent devant la prostate, lui forment une espèce de sangle et vont s'insérer sur les côtés de la symphyse ; d'autres enfin vont se jeter sur l'aponévrose de l'obturateur interne.

Par sa face inférieure ce muscle est en rapport avec l'aponévrose moyenne et le sphincter de l'anus. Supérieurement, c'est-à-dire du côté de la cavité pelvienne, il est couvert par l'aponévrose périnéale supérieure au moyen de laquelle il se trouve en rapport avec l'évasement inférieur du rectum, la prostate et la vessie.

La variété de ses fibres et de leurs insertions donne à ce muscle une action multiple. Il soulève le plancher périnéal et rétrécit par conséquent la cavité abdominale dans le sens vertical. Il soulève l'anus et l'amène à la rencontre du bol fécal. Il agit dans l'émission des urines en soulevant le bas fond de la vessie et concourt à l'éjaculation en comprimant les vésicules séminales, la prostate et l'origine de l'urèthre.

2° *Le muscle de Wilson* est situé à la partie antérieure de la région et sur le même plan que le releveur. La plupart des anatomistes n'ont pas voulu lui reconnaître une existence indépendante. D'après *Deschamps* [1], *Boyer*, *Blandin* et *Cruveilhier*, ce ne serait qu'un faisceau isolé du releveur. Nous ne partageons pas cette manière de voir parce que sur un individu mort par strangulation, nous avons nettement constaté que ces deux muscles étaient effectivement séparés par une lame aponévrotique. *Wilson* a été le premier à le décrire en 1815 ; plus tard *Amussat* l'a vu également et lui

[1] *Deschamps*, né à Chartres en 1740, fut élève de Moreau et obtint au concours la place de chirurgien gagnant maîtrise de l'hôpital de la Charité, où il remplaça *Desault* appelé à l'Hôtel-Dieu. Il fut aussi chirurgien consultant de l'Empereur, et nommé à l'Institut en 1811. Il mourut en 1824.

a donné le nom de *muscle propre de la portion membraneuse.*

Les auteurs modernes d'anatomie descriptive ou chirurgicale n'émettent plus de doutes sur son identité.

C'est un muscle pair qui est situé entre la symphyse du pubis et la prostate, au-dessus de l'aponévrose moyenne du périnée et en avant du releveur. Il s'insère *en avant* sur le ligament inférieur de la symphyse ; *en arrière*, sur l'aponévrose latérale de la prostate qui le sépare du releveur de l'anus : *en haut*, sur l'aponévrose pubio-prostatique ; *en bas*, sur le ligament de *Carcassonne*. De tous ces points ses fibres se dirigent en convergeant, les unes sur la face supérieure de la portion membraneuse de l'urèthre, les autres sur la face inférieure et forment ainsi avec celles de son congénère un collier musculaire à la partie membraneuse de ce canal ; c'est ce qui a valu à celui-ci le nom de portion musculeuse qu'*Amussat* lui a donné.

Denonvilliers assure avoir vu quelques fibres se détacher de ces faisceaux et se diriger sur la prostate et le rectum ; il les a appelées *pubio-prostatiques* et *pubio-rectales*.

Le muscle de *Wilson* doit exercer une action compressive sur la portion membraneuse de l'urèthre et concourir partant à l'expulsion des dernières gouttes d'urine et à l'éjaculation. Quand ses faisceaux se contractent, ils tirent en avant la partie supérieure de la région membraneuse. La disposition annulaire de ses fibres autour de l'urèthre laisse supposer qu'un spasme de ce muscle peut amener un rétrécissement temporaire et devenir un obstacle au cathétérisme. Il arrive en effet quelquefois, lorsqu'on sonde un malade pour la première fois, qu'on sent l'instrument serré au niveau de la portion membraneuse, tout comme s'il existait un rétrécissement. Seulement la possibilité du spasme pathologique n'est pas démontrée d'une manière irréfutable.

Outre les fibres de *Wilson*, il existe au niveau de la portion membraneuse un deuxième ordre de fibres dirigées en sens inverse des précédentes, c'est le *dépresseur de Santorini*. Il est formé de deux faisceaux qui, partis de la face antérieure de la portion inférieure de la région membraneuse, se portent en bas et en arrière pour se fixer au-dessous du trou obturateur correspondant. En se contractant ils dépriment en bas et en arrière la portion inférieure de la région membraneuse. — Le muscle de Wilson et le dépresseur de Sanctorini, en s'opposant l'uu à l'autre, ferment l'urèthre.

J'ai décrit tous les muscles du périnée comme étant des muscles distincts ; mais il est essentiel de remarquer que chacun d'eux n'est isolé qu'à l'une de ses extrémités. Ils s'entrecroisent tous sur la ligne médiane avec leurs congénères du côté opposé. D'où il résulte que cet entrecroisement augmente la résistance du plancher périnéal et que les canaux qui le traversent sont entourés d'anneaux musculaires.

Les glandes de Méry, de Littre [1] ou *de Cooper* sont deux

[1] *Méry*, né en 1645 dans le Berry, après avoir étudié à l'Hôtel-Dieu de Paris, fut nommé chirurgien de la reine. En 1700 il fut nommé chirurgien en chef de l'Hôtel-Dieu. Il mourut à l'âge de 77 ans. Il avait été un excellent anatomiste.

Littre était originaire de l'Albigeois, où il naquit dans le village de Gordes en 1658. Il s'adonna à l'étude de l'anatomie avec passion, et fut de l'Académie des Sciences en 1702. Il mourut en 1725.

petites glandes en grappe situées entre l'aponévrose moyenne et le muscle de Wilson. Elles sont rougeâtres, placées parallèlement sur les côtés du bulbe et de la portion membraneuse au devant de la prostate. Chacune d'elles possède un canal excréteur qui s'insinue obliquement dans l'épaisseur des parois de l'urèthre et va s'ouvrir en avant du verumontanum. Ces deux glandes de la grosseur d'un pois chez l'homme sont beaucoup plus développées chez la plupart des mammifères, et leur volume excède même quelquefois celui de la prostate.

On ne sait encore rien de leurs fonctions.

La *prostate* devrait trouver place ici, mais comme elle est logée entre deux plans fibreux nous l'étudierons un peu plus loin.

VII **Aponévrose supérieure du périnée.**—*Denonvelliers* est de tous les anatomistes celui qui en a donné la meilleure description dans sa thèse inaugurale en 1837. Pour en bien comprendre la disposition il faut la mettre à nu par le fond de la cavité abdominale ; pour cela il suffit de sectionner les organes pelviens au niveau du plancher périnéal et d'enlever le péritoine et son fascia propria. On a alors devant soi une aponévrose nacrée, résistante, excavée et percée de plusieurs trous dont deux principaux pour le rectum et le col de la vessie. Unique en apparence, elle semble se fixer sur toute la circonférence du bassin.

En réalité l'aponévrose supérieure à laquelle *Cloquet* a donné le nom de *fascia pelvia*, est formée par la réunion de plusieurs aponévroses qui tapissent ou engaînent les muscles voisins ou ceux de la région. Ce sont :

1° *L'aponévrose de l'obturateur interne*, qui s'insère au détroit supérieur du bassin, sur les côtés de la symphyse pubienne, en avant de l'échancrure sciatique sur l'épine ischiatique, sur le ligament sacro-sciatique et les branches ischio-pubiennes.

2° *L'aponévrose du pyramidal*, qui s'attache en avant des trous sacrés sur le petit ligament sacro-sciatique et sur l'aponévrose précédente.

3° *L'aponévrose supérieure du releveur de l'anus*, qui se fixe en dehors sur celle de l'obturateur interne ; puis elle s'insère sur le bord inférieur du petit ligament sacro-sciatique ; partie de ces points elle va se confondre sur la ligne médiane, du coccyx au rectum, avec celle du côté opposé.

4° *L'aponévrose du muscle ischio-coccygien*, qui prend des insertions sur le sacrum, le coccyx, l'épine sciatique et le bord correspondant du petit ligament sacro-sciatique.

Toutes ces lames fibreuses, au nombre de huit, quatre de chaque côté, en marchant à la rencontre les unes des autres, finissent par se réunir et se confondre en une seule, qui ferme l'excavation pelvienne et qui se comporte de la manière suivante : —

Elle descend du pubis sur la face supérieure des faisceaux antérieurs du releveur, arrive sur la prostate qu'elle recouvre, mais parvenue sur le col de la vessie elle fournit deux lames aponévrotiques, qui vont de cet organe au pubis, ce sont les prétendus *ligaments antérieurs*, qui sont séparés par un espace celluleux parcouru par des veines volumineuses. Continuant sa course, cette aponévrose embrasse le col de la vessie, s'étend à droite et à gauche sur la face supérieure du releveur de l'anus, recouvre la face postérieure de la prostate en suivant son inclinaison en bas et en arrière jusqu'au voisinage de la face antérieure du rectum, où elle semble se terminer comme on le croyait autrefois. Mais il n'en est rien ; elle ne s'arrête pas là. *Denonvilliers* a démontré que cette face rectale était séparée de la prostate par un tissu assez dense auquel il a donné le nom d'*aponévrose prostato-péritonéale*. Elle part de l'aponévrose supérieure et va s'insérer en bas sur le feuillet supérieur de l'aponévrose moyenne. Sur les côtés elle va se confondre avec le tissu cellulaire de la région. Comme elle a une disposition triangulaire, elle adhère par sa base au cul-de-sac péritonéal recto-vésical, qu'elle maintient déprimé. Sa face postérieure est en rapport avec le rectum, et l'antérieure s'unit intimement à la prostate. Son sommet est sur l'aponévrose moyenne.

L'aponévrose supérieure est en rapport en haut directement avec le fascia propria et le péritoine, par leur intermédiaire avec la vessie, les vésicules séminales, les canaux déférents, le rectum et les vaisseaux hypogastriques. Sa face inférieure est en contact avec les faisceaux antérieurs du releveur, la face supérieure de la prostate, le col de la vessie, les nerfs sacrés et les muscles formateurs de cette aponévrose.

On a donc là une loge fibreuse formée par les deux aponévroses moyenne et supérieure. Elle renferme dans son intérieur le muscle de Wilson, l'extrémité antérieure du releveur, la prostate et un plexus veineux. Cette loge se subdivise en trois compartiments par deux lames fibreuses étendues dans le sens antéro-postérieur et descendant de l'aponévrose supérieure sur la moyenne. *Denonvilliers* a donné à ces cloisons le nom d'*aponévroses latérales de la prostate* ou *pubio-rectales*, parce qu'elles vont du pubis au rectum et sont situées une de chaque côté de la prostate.

Chacune d'elles affecte une forme grossièrement quadrangulaire ; des quatre bords, *le supérieur* va du pubis au rectum en se confondant avec l'aponévrose supérieure ; *l'inférieur* se fixe dans toute l'étendue antéro-postérieure de l'aponévrose moyenne ; *le bord antérieur* s'attache sur les côtés de la symphyse ; *le postérieur* va se confondre sur les faces latérales du rectum avec ses fibres musculaires.

Chacune de ces cloisons est excavée en dehors et dans cette excavation, c'est-à-dire dans la loge externe on trouve les fibres les plus antérieures du releveur ; par la face interne elle est en rapport avec le muscle de Wilson, la prostate et le rectum.

La loge moyenne dite *prostatique* est entièrement remplie par la prostate et les veines qui l'entourent. Les plans fibreux, en circonscrivant cet espace, se moulent si exactement sur la glande, qu'ils lui forment une véritable gaîne d'enveloppe qui fait défaut seulement dans la partie antérieure, où l'on trouve le muscle de Wilson traversé par le riche plexus veineux de *Sanctorini*. Ces veines restent béantes après la section et donnent à ces tissus une apparence spongieuse. Cette loge se trouve donc constituée en haut par l'aponévrose supérieure percée de trous ou pour mieux dire, par les ligaments antérieurs de la vessie, en bas par l'aponévrose moyenne, sur les côtés par les aponévroses de la prostate ; en avant elle se trouve bornée par la face postérieure de la symphyse.

L'aponévrose périnéale supérieure se trouve elle-même recouverte du côté du bassin par une abondante couche de tissu cellulaire qui se confond en haut et latéralement avec celui des fosses iliaques et de la région hypogastrique. Le col et le bas fond de la vessie sont placés sur la partie la plus élevée de la portion antérieure de l'aponévrose immédiatement sur la prostate, et sont plongés dans cette atmosphère celluleuse. Le péritoine, venu des parties latérales du bassin, tapisse les faces latérales et postérieure de de la vessie ainsi que les vésicules séminales et les canaux déférents ; elle vient former au niveau de l'insertion du col sur la prostate, en se réfléchissant sur le rectum, le *cul-de-sac recto-vésical.*

Organes. — Il nous reste à parler des organes situés dans l'épaisseur du plancher périnéal. Nous n'avons pas jugé convenable de les étudier à propos de chaque étage aponévrotique pour ne pas en scinder l'étude et jeter la confusion dans l'esprit du lecteur. Cependant notre intention n'est pas d'en faire une revue de détail, pas plus que nous ne l'avons fait pour la glande parotide, le larynx, etc....; de pareilles études sont du domaine purement descriptif.

La prostate, dont nous connaissons déjà la position topographique, est un corps glanduleux qui ne se trouve absolument que chez l'homme. On lui reconnaît communément la forme d'une châtaigne, dont la base est adossée à l'aponévrose supérieure et le sommet situé au-dessus des fibres du releveur à un centimètre environ de l'aponévrose moyenne. *Jarjavay* a démontré qu'elle était constituée par deux lobes se regardant par leur face interne concave ; que la partie postérieure de l'un se réunit sur la ligne médiane à celle du côté opposé et qu'enfin l'aspect général de l'organe est celui d'un croissant à concavité antérieure. Plus volumineuse en arrière qu'en avant, sa hauteur est en moyenne d'une vingtaine de millimètres environ ; sa longueur de vingt à vingt-cinq et sa largeur de trente-cinq à quarante. Elle est rudimentaire chez l'enfant ; mais plus l'homme avance en âge, plus la glande augmente de volume ; elle subit un processus hypertrophique fortement accentué.

Sa base reçoit le col de la vessie, qui en est comme coiffé au moment où il se termine pour donner naissance à l'urèthre. La face inférieure de la prostate répond au rectum auquel elle est unie par un tissu cellulaire dense, dépourvu de graisse ; sa face supérieure se continue par l'aponévrose qui l'enveloppe avec l'aponévrose périnéale supérieure. Son sommet correspond au point où commence la portion membraneuse de l'urèthre.

Cette glande est traversée d'arrière en avant et un peu de haut en bas par le canal de l'urine et par les canaux éjaculateurs. Dans certains cas le premier est complètement enveloppé par le tissu glanduleux, dans d'autres, au contraire, la glande est creusée en forme de gouttière et n'entoure que la moitié ou les deux tiers inférieurs de la circonférence uréthrale ; d'après *Jarjavay* ce serait le cas le plus fréquent.

L'urèthre (ουρηθρα) est un canal qui sert à l'émission des urines dans l'état de flaccidité de la verge et à l'éjaculation du sperme dans l'état d'érection. Il appartient à la région périnéale par ses portions prostatique, membraneuse et bulbo-spongieuse en partie. Ce canal s'abouche fibre à fibre avec le col de la vessie, où l'on trouve chez les vieillards un repli de la muqueuse formant une espèce d'opercule décrit pour la première fois sous le nom de *luette vésicale* par un anatomiste d'Aix, *Lieutaud*, devenu plus tard médecin de Louis XVI.

Du col vésical l'urèthre se rend à l'extrémité libre du pénis. Contrairement au plan que nous avons suivi jusqu'à présent, c'est-à-dire procéder de dehors en dedans et de bas en haut, nous allons étudier ce conduit de l'intérieur à l'extérieur, de haut en bas et d'arrière en avant. Dans cette direction il traverse d'abord la prostate *(portion prostatique)*, puis les couches moyennes du plancher périnéal *(portion membraneuse)*; il entre enfin dans la gouttière formée par l'assemblage des corps caverneux *(portion spongieuse)*.

Le col de la vessie est entouré de fibres musculaires disposées en anses, mais qui ne forment pas un sphincter circulaire. Elles ont pour effet de tirer le bord postérieur du col en avant et de le fermer ainsi, comme une soupape. Néanmoins on trouve au-dessous de la muqueuse quelques fibres, comme l'a observé M. *Mercier*, qui rapprochent, en le contractant, le bord antérieur de son bord postérieur.

La portion prostatique, comme son nom l'indique, est celle qui fait immédiatement suite au col de la vessie et qui est embrassée par la prostate. Elle s'étend depuis la base jusqu'au sommet de cette glande, c'est-à-dire depuis l'aponévrose supérieure jusqu'au voisinage de la moyenne, dans une longueur de vingt millimètres environ, et dans une direction rectiligne. Elle a les mêmes rapports que la prostate qui la loge.

La circonférence du canal en ce point n'est pas exactement circulaire. Si on pratique une coupe transversale de la glande on reconnaît en effet, que le canal a une forme triangulaire à angles arrondis. Son intérieur, par conséquent, n'est pas cylindrique ; il subit une dilatation ampulaire, ellipsoïde, déprimée de haut en bas et allongée transversalement ; dilatation précédée et suivie d'une partie rétrécie au col de la vessie et à l'entrée de la portion membraneuse.

Senn, voulant apprécier l'épaisseur de la prostate, tira des rayons allant du périmètre du canal à la surface de la glande, et il trouva qu'en moyenne le rayon antéro-supérieur n'avait que cinq millimètres, les transverses dix-huit; les obliques en bas et en dehors en avaient chacun dix-huit, enfin le rayon postéro-inférieur douze. Ce sont là des mesures moyennes prises chez l'adulte ; elles varient naturellement avec l'âge ; très minimes chez l'enfant elles deviennent plus considérables chez le vieillard. Ces dimensions sont très importantes à connaître au point de vue chirurgical, puisqu'on ne doit pas dans l'opération de la taille, la médiane surtout, dépasser les limites antéro-postérieures de la prostate, afin d'épargner le rectum.

La paroi antérieure de la portion prostatique du canal, convexe de haut en bas, est criblée de petits trous qui sont les orifices de petites glandules situées dans la prostate à ce niveau. Les parois latérales en présentent aussi, mais un peu plus grands. A la paroi postérieure on trouve : 1° des orifices analogues plus considérables encore ; 2° deux gouttières longitudinales très petites sur lesquelles viennent s'ouvrir les principaux conduits excréteurs de la glande ; 3° la crête uréthrale ou *verumontanum*, qui est une saillie médiane, dirigée dans le sens antéro-postérieur d'une douzaine de millimètres de long, ronde en arrière, effilée en avant ; elle arrive jusqu'à la portion membraneuse ; 4° au sommet du verumontanum un orifice linéaire qui mène dans un diverticulum de la muqueuse urèthrale et que l'on nomme *utricule prostatique* ; 5° les orifices des deux conduits éjaculateurs situés à droite et à gauche de l'ouverture utriculaire. Les deux canaux ne sont séparés à ce niveau que par l'épaisseur de l'utricule ; ce qui fait qu'ils ne sont pas endommagés dans la taille médiane, l'incision étant faite à quelques millimètres en dehors du raphé.

La portion membraneuse ou *musculeuse d'Amussat* fait suite à la précédente ; engagée comme elle dans l'épaisseur du périnée et toujours sur la ligne médiane, elle s'étend du sommet de la prostate à la partie supérieure et postérieure du bulbe ; elle se dirige un peu obliquement de haut en bas et d'arrière en avant en décrivant une légère courbe à concavité supérieure. Ce n'est qu'à son point d'union avec la portion spongieuse que le canal de l'urèthre devient ascendant. L'axe de la symphyse prolongé en bas vient tomber sur ce point de jonction qui est le point le plus déclive de la courbe uréthrale. Donc toute la portion membraneuse se trouve en arrière de cet axe.

Le calibre du canal à ce niveau est régulièrement cylindrique.

En haut et sur les côtés cette portion de l'urèthre est en rapport avec le muscle de Wilson, qui lui fournit les fibres dont nous avons parlé, et le plexus veineux qui traverse ce muscle. Son extrémité antérieure est embrassée par l'aponévrose périnéale moyenne qui lui sert de point d'appui et de moyen de fixité. En bas elle correspond au bulbe de l'urèthre qui l'enveloppe presque et au rectum dont elle se sépare aussitôt. Le canal allant directement en avant, et l'intestin se dirigeant en bas et un peu en arrière, forment un angle ouvert en bas dont le sommet est situé au point où la prostate s'appuie sur le rectum. Les côtés courbes de cet angle prolongés jusqu'à la peau délimitent avec le raphé cutané, qui sert de base, un espace triangulaire auquel les anatomistes et les chirurgiens ont donné le nom de *triangle recto-urèthral*. Il a donc les trois côtés formés par la peau, le rectum et l'urèthre. Placé de champ dans le sens antéro-postérieur perpendiculairement au diamètre transversal du périnée, ce triangle représente le chemin à parcourir pour arriver à la vessie et en extraire le calcul. Si l'on se fait une idée exacte de ce triangle on comprend de suite que lorsque le lithotomiste fait son incision trop en avant, il blesse le bulbe ; s'il va trop en arrière, il perfore l'intestin, péril imminent dans la taille médiane. C'est pour parer à ce double danger que *Dupuytren* avait fait revivre le procédé de *Ledran*, c'est-à-dire la *taille bilatérale*, modifiée par *Nélaton*, qui en a fait la *taille prérectale*.

Le chirurgien doit se souvenir que la surface du triangle recto-urèthral varie suivant que le rectum est à l'état de réplétion ou de vacuité et suivant l'âge des individus. Chez le vieillard, en effet, l'ampoule rectale acquiert quelquefois un grand développement et diminue l'angle recto-urèthral, concurremment avec la prostate qui s'hypertrophie. D'autres fois la présence d'une grande quantité de tissu cellulo-adipeux l'agrandit, et il est certain que des chirurgiens s'y sont fourvoyés au point de laisser l'opération inachevée.

La portion spongieuse commence au collet du bulbe sur la face inférieure de l'aponévrose moyenne, quitte la région à la racine des bourses et va se terminer à l'extrémité de la verge. Elle est logée sur toute sa longueur dans la gouttière médiane à concavité inférieure formée par les corps caverneux qui lui servent de tuteur pendant la copulation. Elle y est non seulement accolée mais intimement unie au moyen de la couche de tissu élastique.

Au sortir de la portion musculeuse, l'urèthre entre dans une gaîne érectile qui lui est propre et qui se renfle à ses deux extrémités : en arrière pour former le bulbe, en avant pour constituer le gland dont nous n'avons pas à nous occuper ici. Ce fourreau, qui est susceptible de se gorger de sang et de devenir turgescent, s'appelle le *corps spongieux*.

Le bout postérieur, ou *bulbe*, est ovoïde et à peu près gros comme une noisette. Placé en majeure partie au-dessous du canal, il le déborde et augmente la convexité de la face urèthrale de ce côté. Au premier abord il semble donner à l'urèthre une courbure plus forte que celle qu'il a réellement. Embrassé par les muscles bulbo-caverneux qui l'enveloppent en entier, il est en rapport : *en haut*, avec l'aponévrose moyenne qui le sépare du muscle de Wilson et avec l'angle de réunion des corps caverneux ; *en bas*, avec l'aponévrose inférieure qui le recouvre en lui adhérant sur la ligne médiane ; *latéralement*, avec la racine des corps caverneux qui forment avec lui un angle ouvert en arrière. Comme le canal ne traverse le corps spongieux qu'à sa partie supérieure jusqu'au gland où il devient inférieur, il en résulte que l'épaisseur de ce corps est plus considérable en bas et que le bulbe forme à sa base une saillie arrondie assez considérable,qui n'est distante de l'anus que de deux centimètres chez l'adulte et de un et demi chez le vieillard, distance que le chirurgien doit avoir présente à la mémoire avant de procéder à la lithotomie.

La partie de la gaîne spongieuse, qui fait suite au bulbe, affecte une forme cylindrique uniforme juqu'au gland. Elle adhére, comme le bulbe, à la gouttière des corps caverneux ; en bas elle est recouverte et séparée de la peau par la tunique musculaire de la verge et le fascia superficialis. Elle sort de la région au niveau du pli scrotal.

Triangle postérieur ou **tubéro-coccygien.** — Le triangle, que j'appelle *tubéro-coccygien*, est situé en arrière de la ligne bisciatique qui représente sa base, le coccyx étant au sommet. Il est donc circonscrit par un périmètre passant par les trois saillies osseuses : les deux tubérosités de l'ischion et le coccyx.

Après avoir enlevé la peau et son revêtement cellulo-adipeux, on tombe sur le releveur de l'anus qui se trouve compris entre deux lames aponévrotiques : une inférieure simplement celluleuse et l'autre supérieure résistante et nacrée, dépendance de l'aponévrose périnéale supérieure.

Si on enlève ensuite ce muscle et qu'on déblaye le terrain de toute la substance graisseuse qui se trouve au-dessus de lui, on a devant soi une excavation que M. *Paulet* a judicieusement comparée pour la forme à celle d'un bonnet de police. Elle est comprise entre la face postérieure du rectum et les parois latérales de la cavité pelvienne. Le releveur, étant en place, divise ce creux en deux parties situées au-dessous et au-dessus de lui. Si on se représente bien ce muscle tel qu'il est, on voit que, parti du bassin et se portant obliquement de haut en bas et de dehors en dedans sur le bout terminal du rectum, il forme avec les faisceaux du côté opposé une espèce d'entonnoir dont le rectum occupe le centre.

La partie de cette excavation située en dessous du releveur a été appelée par Velpeau *fosse ischio-rectale* et par M. Richet *espace pelvi-rectal inférieur*. Ce creux a la forme d'un cône aplati dans le sens transversal ; par conséquent son plus grand diamètre est dans le sens antéro-postérieur. Son sommet est au point de jonction des aponévroses du releveur et de l'obturateur interne ; sa base est à la peau. A cause de son aplatissement on lui considère deux faces : la paroi interne qui n'est autre que la face inférieure du releveur et sa doublure fibro-celluleuse ; la paroi externe qui est constituée par la face interne de l'ischion, l'obturateur interne et son aponévrose. Cette paroi, qui est fixe, est en rapport avec l'artère et le nerf honteux internes ; quant à l'autre elle est subordonnée aux mouvements qu'exécute le releveur.

Ces deux parois se réunissent l'une à l'autre en formant deux angles arrondis. L'antérieur est constitué en haut par les deux parois et en bas par le transverse et l'aponévrose superficielle du périnée. L'angle postérieur résulte aussi de la jonction des parois et il se prolonge le long du bord inférieur du muscle grand fessier.

Les bords du muscle transverse en avant, du grand fessier en arrière, l'ischion en dehors, les parois du rectum en dedans délimitent la base de ce cône, base qui est moins étendue d'avant en arrière que ne l'est la cavité. Ce creux présente, en effet, deux culs-de-sac, l'un antérieur au-dessus du transverse, l'autre postérieur au-dessus du bord inférieur du grand fessier et du grand ligament sacro-sciatique. Le sommet est en haut au point de jonction des deux parois.

A cause des connexions de cette cavité avec le releveur, il est certain que sa forme et ses dimensions sont susceptibles de variations, suivant que ce muscle est ou non contracté. Cette fosse ischio-rectale est bondée de graisse qui fait suite à la couche sous-tégumentaire, mais sans communication directe avec l'étage supérieur. Elle n'est séparée de son homologue sur la ligne médiane, devant et derrière le rectum, que par des faisceaux celluleux et les insertions du sphincter externe.

Elle est traversée par les vaisseaux et nerfs hémorrhoïdaux inférieurs.

Une inflammation qui naît et se développe dans cette excavation a du pain sur la planche, si je puis m'exprimer aussi familièrement. Elle attaque tout le tissu cellulo-adipeux et le dévore en entier, d'où il résulte une suppuration abondante qui peut aller faire des ravages dans la fosse de l'autre côté et dénuder le rectum dans son pourtour. Cette portion de l'intestin ressemble alors, comme le disait *Lisfranc*, « *à un battant de cloche*, »

Le creux situé au-dessus du releveur n'a été jusqu'à présent bien décrit que par *M. Richet*, qui l'a appelé *espace pelvi-rectal supérieur*. Il est circonscrit en bas par la face supérieure du releveur, en haut par l'aponévrose supérieure et le péritoine, sur les côtés par le rectum et les parois du bassin. Il est beaucoup plus large en arrière qu'en avant où le péritoine s'incline pour aller former le cul-de-sac recto-vésical. Il est rempli de tissu cellulaire, qui se continue avec celui des fosses iliaques des parois pelviennes par le fascia propria du péritoine et avec celui de la région fessière par la grande échancrure. Ce creux est fermé en avant par l'aponévrose prostato-péritonéale qui le sépare de la prostate et du bas fond de la vessie. Il est en rapport avec le plexus sacré, et les collatérales de l'artère hypogastrique qui, se rendant aux viscères de la cavité pelvienne, entr'autres les vésicales, le parcourent dans plusieurs sens.

Cette excavation supérieure manque chez la femme parce que le rectum et le vagin sont directement appliqués l'un contre l'autre.

La fosse ischio-rectale possède trois muscles, le *sphincter externe*, le *releveur* et l'*ischio-coccygien.*

Les deux premiers nous sont déjà connus ; bien qu'appartenant en majeure partie au triangle tubéro-coccygien, nous avons pensé qu'il valait mieux les décrire en entier à propos du triangle antérieur pour ne pas nous exposer à des redites toujours ennuyeuses et jeter la confusion dans l'esprit du lecteur.

Reste l'*ischio-coccygien.* C'est un petit muscle aplati, rayonné, situé entre le releveur et le pyramidal en dedans du petit ligament sacro-sciatique. Il s'implante à la face antérieure de ce ligament, à l'épine sciatique, se dirige de dehors en dedans et va se fixer sur les côtés du coccyx. Il répond en haut au rectum, en bas aux ligaments sacro-sciatiques et au grand fessier, en arrière il longe le bord inférieur du pyramidal et en avant il semble se confondre avec le bord postérieur du releveur. Il concourt plutôt à compléter le plancher périnéal qu'à exercer une action quelconque. Cependant si l'ischio-coccygien d'un côté se contracte, il attire légèrement à lui le coccyx.

Le triangle pubio-bisciatique est traversé par l'urèthre et par une portion du rectum, le triangle tubéro-coccygien l'est par la fin du rectum.

Rectum. — Située dans l'excavation pelvienne, la dernière portion de l'intestin désignée sous le nom de *rectum* commence au niveau de l'articulation sacro-iliaque gauche et finit à l'anus Dans ce trajet elle décrit d'abord une courbe à concavité antérieure et concentrique à celle du sacrum jusqu'au point où elle pénètre dans le plancher périnéal ; de là jusqu'à l'anus elle décrit une autre courbure à concavité coccygienne. Cette direction doublement incurvée avait déterminé *Lisfranc* à l'appeler *curvum* au lieu de rectum. Nous ne l'étudierons que dans sa portion comprise dans l'épaisseur du plancher périnéal.

Cet organe traverse le périnée en arrière des organes génitaux. C'est l'endroit où son calibre acquiert les plus grandes dimensions et qui pour cela a reçu le nom d'*ampoule rectale*. Par le fait du séjour prolongé des matières fécales en ce point, on lui a vu prendre quelquefois des proportions extraordinaires ; dans ces cas le doigt lancé en exploration ne peut pas en atteindre les limites latérales.

Le rectum est en rapport : en arrière avec la fin du sacrum, l'origine des muscles pyramidaux, le coccyx et les muscles ischio-coccygiens ; en avant et en haut il est recouvert par le péritoine qui forme le cul-de-sac recto-vésical. Il s'unit ensuite par sa face antérieure avec la face postérieure du col de la vessie en ce point où se fait la réunion des canaux déférents et des vésicules séminales, puis avec la face postérieure de la prostate. Le rectum est séparé de ces organes par l'aponévrose prostato-péritonéale que nous avons précédemment décrite. Plus en dessous cette face antérieure, s'infléchissant en bas et en arrière, forme avec l'urèthre l'angle recto-uréthral. Elle traverse enfin la loge comprise entre le ligament de *Carcassonne* et l'aponévrose inférieure, en contractant avec les organes fibreux et musculaires les connexions les plus intimes. Elle est recouverte par le releveur et par les sphincters profond et externe qui l'entourent.

Ses faces latérales répondent au plexus hypogastrique, à l'aponévrose supérieure, au releveur de l'anus et plus en dessous aux vaisseaux hémorrhoïdaux inférieurs, à l'aponévrose superficielle et à la couche cellulo-adipeuse sous-cutanée.

Le rectum a ses parois constituées par trois couches : une *séreuse*, c'est le péritoine qui fait défaut dans l'épaisseur du plancher périnéal, une musculaire et une muqueuse.

La tunique musculaire est formée de deux espèces de fibres : les longitudinales qui prennent des insertions sur les diverses aponévroses du périnée, sur la face profonde de la peau de la marge de l'anus ; les fibres circulaires assez épaisses sur la première portion, deviennent plus clair-semées sur la seconde. C'est grâce à la raréfaction des fibres circulaires que la partie moyenne peut subir la dilatation dite *ampoule rectale*. Au niveau de la troisième elles forment au contraire une couche très épaisse qui a été considérée comme un muscle particulier désigné par les auteurs sous le nom de *sphincter interne* ou *profond* et dont la limite inférieure se trouve à la ligne de démarcation qui sépare la peau de la muqueuse. C'est en ce point que les fibres circulaires sont le plus denses.

La tunique muqueuse tapisse à l'intérieur la précédente, dont elle n'est séparée que par du tissu cellulaire très lâche, disposition qui facilite son prolapsus. Elle est sillonnée dans le sens longitudinal par des plis appelés par *Morgagni colonnes du rectum* et qui servent à faciliter le développement de l'intestin pour l'accumulation des matières fécales. On trouve encore vers les limites supérieures de cette muqueuse un pli transversal appelé *valvule de Houston*, qui n'a d'un pareil organe que le nom, sans en avoir les attributs. Cette muqueuse est abondamment pourvue de vaisseaux sanguins, ce qui explique ces hémorrhagies dites *flux hémorrhoïdaires*.

L'anus est l'extrémité inférieure du rectum. Ce n'est pas un simple orifice, c'est un petit canal d'une longueur de plusieurs millimètres, qui termine le tube digestif. Il est situé à un centimètre et demi en avant de la pointe du coccyx, quelquefois à deux centimètres, et immédiatement en arrière du milieu de la ligne bisciatique chez l'homme ; tandis que chez la femme il est sur le milieu même de cette ligne. L'anus est profondément enfoncé dans la gouttière interfessière, à cause de la saillie plus grande et du rapprochement des tubérosités sciatiques chez l'homme. Cette situation rend difficiles ses explorations chirurgicales. Chez la femme où les saillies osseuses sont plus écartées, l'anus est plus superficiel.

L'orifice anal est rond, étroit et formé par la peau qui s'y enfonce pour se continuer avec la muqueuse rectale. Son pourtour est toujours ombragé de poils chez l'homme et très rarement chez la femme.

La peau forme à la marge de ce méat fécal des plis radiés destinés à favoriser sa dilatation pendant l'acte de la défécation. Au fond de ces plis se trouvent les orifices de petites glandes d'où suinte un liquide d'une odeur particulière et qui humecte ces parties.

Le sphincter externe et le profond lui forment un double anneau musculaire dont la partie supérieure semble s'emboîter dans l'inférieure ; ils sont tous les deux constricteurs et par conséquent servent à fermer l'orifice anal.

Enfin, le releveur, que nous avons précédemment décrit, a été considéré par les uns comme constricteur et par les autres comme dilatateur de cet orifice.

Vaisseaux. — Le périnée est vascularisé par la mésentérique inférieure et les hémorrhoïdales destinées au pourtour de l'ampoule rectale et par la honteuse interne pour tout le reste de la région.

La honteuse interne est beaucoup plus importante par ses branches de distribution que par son volume. Emanation de l'hypogastrique, cette artère sort du bassin avec l'ischiatique par le grand trou sciatique,contourne la tubérosité de l'ischion et rentre dans le bassin par le petit trou sciatique, c'est-à-dire entre les deux ligaments sacro-sciatiques. Elle remonte ensuite le long de la branche ischio-pubienne dans un dédoublement du muscle obturateur interne, comme l'a très bien fait remarquer *M. Sappey*,en longeant le bord supérieur du releveur. Elle parvient de cette façon jusqu'au voisinage du triangle pubio-bisciatique ; là elle s'engage entre les deux feuillets de l'aponévrose moyenne, dans le même plan que le muscle de *Guthrie*, où elle trouve une gaîne fibreuse qui la fixe contre l'arcade pubienne ; puis devenant un peu plus superficielle elle arrive à la racine du corps caverneux qu'elle côtoie jusqu'à ce qu'enfin elle se termine en artère caverneuse et artère dorsale.

D'ores et déjà on peut conclure de ce trajet que la blessure de ce tronc artériel est presque impossible dans la taille latéralisée, si on se maintient dans les limites prescrites par la médecine opératoire, abstraction faite de toute anomalie. Cependant cet accident est arrivé à deux chirurgiens renommés, *Physick* et *Roux*, qui lièrent l'artère à l'aide d'une aiguille courbe.

Durant son trajet de la tubérosité à la symphyse la honteuse interne fournit plusieurs branches collatérales. Ce sont :

1° *L'hémorroïdale inférieure*, qui se détache de la branche mère à deux ou trois centimètres du bord postérieur du muscle transverse, descend en rétrogradant dans le creux ischio-rectal, traverse la graisse qui y est contenue et se ramifie à la partie inférieure du rectum, au sphincter et au releveur de l'anus. Le chirurgien ne l'intéresse jamais dans l'opération de la taille, mais bien dans celle de la fistule à l'anus.

2° *L'artère superficielle du périnée* sort de la honteuse au-dessous du transverse et de l'aponévrose inférieure, prend une direction oblique d'arrière en avant et de dehors en dedans en rampant dans le tissu cellulaire sous-cutané, et en longeant le côté externe du triangle ischio-bulbaire. Elle se rapproche ensuite de la ligne médiane pour gagner les bourses où, sous le nom d'*artère de la cloison*, elle se perd dans la cloison du dartos, le scrotum et la partie inférieure de la verge où elle s'inoscule avec la honteuse externe.

C'est l'artère que le lithotomiste sectionne le plus souvent dans les divers procédés de la taille. Mais il est si facile de lui appliquer la forcipressure ou la torsion, que son hémorrhagie n'est pas à redouter.

3° *La transverse du périnée* qui émerge de la honteuse du côté du bord externe du transverse, entre ce muscle et l'aponévrose moyenne, perfore ce muscle pour devenir un peu plus superficielle et prend alors une direction transversale. Arrivée sur la ligne médiane elle se divise d'ordinaire en trois rameaux destinés : l'antérieur au bulbe, ce qui lui a valu le nom d'*artère bulbeuse* ; le postérieur au rectum, et le troisième, situé entre les deux précédents, se répand dans l'espace compris entre l'anus et le bulbe. Ces trois rameaux s'anastomosent avec leurs homologues de l'autre côté. Ils sont forcément coupés dans l'opération de la taille surtout par le procédé bilatéral, et souvent il en arrive autant au tronc de l'artère ; mais vu leur maigre calibre habituel, l'hémorrhagie n'est pas redoutable car elle s'arrête spontanément.

Les parties supérieures de la région sont alimentées par les vésicales, qui sont peu importantes et dépourvues de tout intérêt chirurgical.

Le pourtour de l'anus est garni d'un riche réseau anastomotique qui lui est fourni par l'hémorrhoïdale supérieure, branche de terminaison de la mésentérique inférieure, par l'hémorrhoïdale moyenne issue de l'hypogastrique et l'hémorrhoïdale inférieure que nous venons de voir.

Les veines de la région sont au nombre de deux pour chacune des artères ; suivant la remarque de *Velpeau* elles suivent leur direction et sont situées au-dessus d'elles, tandis que dans le bassin elles sont en dessous. Elles se rendent dans la cavité pelvienne par l'échancrure sciatique.

Outre ces veines satellites des artères, il en est d'autres qui forment des plexus autour du rectum, de l'urèthre, de la prostate et du col de la vessie. Très peu développées chez l'enfant elles se dilatent avec l'âge, et chez le vieillard elles ont acquis des dimensions telles qu'elles constituent de véritables sinus veineux qui restent béants après la section ; de là l'hémorrhagie, la phlébite et l'infection purulente que l'on observe fréquemment chez les opérés avancés en âge, accidents qui entraînent l'insuccès de l'opération et souvent la mort de l'opéré.

Les veines du pourtour de l'anus sont assez considérables par leur volume et dépourvues de valvules, ce qui explique leur dilatation hémorrhoïdaire, qui s'accroît en outre par le séjour prolongé du bol fécal dans le rectum, obstacle à la circulation centripète. Cette dilatation explique à son tour les accidents que l'on observe quelquefois après l'opération de la fistule, des hémorrhoïdes et toutes les opérations qui se pratiquent sur la marge de l'anus. Ces veines s'anastomosent entr'elles et vont se résumer dans la veine mésaraïque, origine de la veine porte.

Les veines, qui viennent du bulbe, traversent le ligament de *Carcassonne* et s'inosculent avec celles qui retournent le sang des corps caverneux. Elles forment alors autour de la portion membraneuse de l'urèthre un riche réseau anastomotique qui se continue avec les plexus situés autour de la prostate et du col de la vessie.

Vaisseaux lymphatiques. — Comme tous les autres départements anatomiques, le périnée possède des lymphatiques superficiels et profonds. Les premiers se rendent aux ganglions du triangle de Scarpa, c'est pourquoi les ulcérations de l'anus retentissent douloureusement dans cette région en produisant des adénites crurales.

Les seconds vont concourir à la formation des ganglions intra-pelviens. M. Sappey, qui les a longuement étudiés, a constaté en 1854 que les lymphatiques de la prostate forment vers sa base et sa face inférieure un plexus anastomotique, et se rendent les uns à un ganglion situé sur les parties latérale et inférieure de l'excavation du bassin ; les autres à un ganglion situé à la partie supérieure du trou sous-pubien.

Nerfs. — Une branche du petit nerf sciatique et le nerf honteux interne sont à peu près les seuls qui innervent la région.

La première ou *branche cutanée* du petit sciatique, après avoir traversé la région pelvi-trochantérienne, arrive au niveau du bord inférieur du muscle grand fessier où elle donne un filet récurrent ou *génital externe (ramus pudendalis inferior*) qui passe au-dessous de la tubérosité sciatique, la contourne et remonte le long de la branche ascendante de l'ischion en rampant sous l'aponévrose inférieure dans le tissu cellulaire sous-cutané ; elle va ensuite se perdre dans le dartos.

Le nerf honteux interne, situé dans la même gaîne que l'artère, s'accole à elle, se subdivise comme elle et innerve les mêmes parties qu'elle vascularise.

Voilà donc le plancher périnéal constitué. Sa texture,

comme on vient de le voir, est très complexe, et les éléments, qui entrent dans sa composition, ont tous, qui plus, qui moins, une certaine importance dans la pratique journalière de la chirurgie.

Applications chirurgicales. — Supposons maintenant que le chirurgien veuille extraire un calcul de la vessie par l'un des procédés de la taille périnéale, quels organes sectionnera-t-il ?

Dans la *taille médiane* l'opérateur intéresse la peau, le tissu cellulaire sous-cutané avec ses deux feuillets doublés de graisse, l'aponévrose superficielle, l'entrecroisement musculaire formé par le bulbo-caverneux, le transverse et le sphincter, l'aponévrose moyenne, la portion membraneuse de l'urèthre et enfin la prostate.

On ne lèse dans ce procédé aucune artère importante.

Dans la manœuvre opératoire pour l'*appareil latéralisé*, le lithotomiste divise obliquement d'avant en arrière et de dedans en dehors la peau, les fascia sous-cutanés, l'aponévrose superficielle, le bulbo-caverneux, le bord antérieur du transverse, l'aponévrose moyenne, laissant le bulbe en dedans, les fibres les plus antérieures du releveur, le muscle de Wilson, la portion membraneuse et enfin la prostate que l'on débride proportionnellement au volume présumé du corps à extraire.

L'artère superficielle du périnée est presque toujours victime de l'incision par cette méthode, souvent l'artère bulbeuse l'est aussi.

Enfin si le chirurgien préfère mettre en pratique la *taille bilatérale* de *Ledran* [1], remise à neuf par *Dupuytren* [2] et modifiée par *Nélaton* sous le nom de *taille prérectale*, il divise par une incision courbe à concavité inférieure la peau, les tissus sous-tégumentaires, le sphincter externe, l'aponévrose superficielle, quelques branches sans importance des hémorrhoïdales inférieures, l'entrecroisement des fibres musculaires du transverse, du bulbo-caverneux et du sphincter profond, l'aponévrose moyenne, un peu la portion membraneuse pour introduire le lithotome qu'on ferait mieux d'appeler le *prostatome* et enfin la prostate dans ses rayons obliques.

1 *Ledran*, né à Paris vers 1685, devint chirurgien juré de Saint-Côme, il fut un des grands opérateurs de son siècle. Il soigna le maréchal de Villars blessé à la bataille de Malplaquet, ce qui augmenta sa réputation et lui valut d'être appelé auprès de Louis XIV mourant. Il mourut en 1720.

2 *Dupuytren*, né en 1777 dans la Haute-Vienne, devint successivement prosecteur, chef des travaux anatomiques, professeur de médecine opératoire, professeur de clinique chirurgicale en 1815, premier chirurgien de Louis XVIII et de Charles X, membre de l'Institut, etc. Il a été une des plus grandes illustrations chirurgicales de la France et du monde entier.

RÉSUMÉ DU PÉRINÉE DE L'HOMME

Position. — Définition. — Limites.

Anatomie des formes. — Gouttière longitudinale. — Triangles pubio-bisciatique et tubéro-coccygien.

(Pour bien comprendre cette région, il faut, durant la dissection, se représenter le sujet debout)

Couches anatomiques. — 1° *La peau.* — Très extensible, pigmenteuse.—Glandes sébacées.—Plis de l'anus.

2° *Couche sous-cutanée.* — Deux feuillets : superficiel et profond.

Triangle pubio-bisciatique ou **génital.**

3° *Aponévroses.*

Aponévrose inférieure ou superficielle du périnée. Ses insertions, ses rapports. — Sphincter superficiel de l'anus. Son action. — Bulbo-caverneux. — Muscle érecteur de Houston (très rare). Son action.

Ischio-caverneux.

Transverse du périnée.

Aponévrose moyenne ou ligament de Carcassonne. — Ses insertions. — Ses deux feuillets.

Muscle de Guthrie ou transverse profond de Cruveilhier.

Gaînes formées pas les cloisons qui se détachent de la face supérieure.

Releveur de l'anus.

Muscle de Wilson.

Glandes de Méry, de Littre ou de Cooper.

Aponévrose supérieure du périnée. — Ses insertions multiples. — Ligaments antérieurs. — Aponévrose prostato-périnéale. — Cloisons latérales de la prostate ou pubio-rectales. — Trois loges : une moyenne ou prostatique et deux latérales.

Organes contenus dans le périnée :

Prostate. — Sa configuration et ses rapports.

Urèthre. — Portion prostatique. — Orifices glandulaires. — Verumontanum. — Utricule prostatique. — Ouverture des canaux éjaculateurs. — Portion membraneuse ou musculeuse. Ses rapports. — Triangle recto-uréthral. Son importance chirurgicale. — Portion spongieuse. Ses rapports. — Bulbe.

Triangle postérieur ou **tubéro-coccygien.** — Sa délimitation.

Fosse ischio-rectale ou *espace pelvi-rectal inférieur.* — Forme d'un cône. Ses parois. Sa base.

Espace pelvi-rectal supérieur. — Ses rapports. — Manque chez la femme.

Muscles de la fosse ischio-rectale. — Sphincter externe.
Releveur de l'anus,
(déjà signalés)
Ischio-coccygien.

Rectum ou mieux *Curvum*. — Ampoule rectale. Ses rapports. — Ses trois tuniques : Séreuse. — Musculaire : sphincter profond. — Muqueuse : Colonnes du rectum. Valvule de Houston.

Anus. — Sa position. Sa conformation.

Vaisseaux. — *Artères* : Honteuse interne. Son trajet.

Elle fournit : L'hémorrhoïdale inférieure : sphincter et releveur.

L'artère superficielle du périnée : Artère de la cloison dartoïque.

La transverse du périnée : Artère bulbeuse. Rectum.

Vésicales.

Réseau péri-anal formé par les trois hémorrhoïdales : Supérieure. Moyenne. Inférieure.

Veines. — Peuvent acquérir un volume considérable, surtout chez le vieillard.

Plexus autour des organes contenus dans le périnée.

Vaisseaux lymphatiques. — Superficiels : Se rendent aux ganglions du triangle de Scarpa.

Profonds : vont aux ganglions intra-pelviens.

Nerfs. — Branche cutanée du petit sciatique : donne le génital externe.

Nerf honteux interne suit l'artère du même nom.

Quels sont les organes sectionnés dans les divers procédés *de la Taille ?*

Périnée de la Femme

On a longtemps considéré le **Périnée** de la femme comme uniquement formé par cet étroit espace compris entre la fourchette de la vulve et l'orifice de l'anus. *Churchill*, dans son *Traité des maladies des Femmes*, dit que pour l'accoucheur ce n'est pas autre chose. En obstétrique cela est vrai, cliniquement parlant ; mais si l'on se place sur le terrain de l'anatomie chirurgicale, on voit de suite la fausseté d'une pareille assertion et on peut affirmer que chez la femme le périnée a des limites et des confronts absolument identiques à celui de l'homme.

Nous le considérons donc comme formé par l'adossement, base à base, des deux triangles *pubio-bisciatique* et *tubéro-coccygien*, dont nous avons donné les lignes de démarcation en étudiant cette région chez l'homme.

Le périnée de la femme acquiert une importance capitale en raison même de la nature des organes qu'elle renferme, et dont les lésions éveillent dans l'économie des sympathies multiples et variées. Cette importance s'accroît encore si on considère ces organes au point de vuė de la société, de la famille et de la médecine légale.

Anatomie des formes. — Lorsque la femme est dans l'attitude bipède, son périnée se résume en une gouttière dont l'étroitesse et la profondeur sont d'autant plus considérables que le tissu adipeux est plus abondant dans les régions limitrophes, fesses et cuisses. Cette gouttière se continue sans interruption depuis le coccyx jusqu'au mont de Vénus ; son raphé médian ne forme pas une ligne continue ; il est intercepté par l'anus, qui se trouve ici sur la ligne bisciatique, et puis par la fente vulvaire bordée à droite et à gauche par le relief des grandes lèvres. En dehors de celles-ci se trouve un sillon antéro-postérieur qui sépare chacune d'elles de la cuisse correspondante, et au fond duquel on peut sentir la branche ischio-pubienne. En dedans des grandes lèvres, on voit poindre deux replis rosés formés par les petites lèvres, qui vont se réunir en avant de la région pour engaîner le clitoris.

Si on met le sujet dans la position propice à l'examen au speculum, le périnée s'étale alors dans toute sa splendeur et l'on aperçoit des détails de formes dont nous parlerons à propos de chacun des organes.

Couches anatomiques. — I. *La peau* est comme celle de l'homme, souple, fine, extensible et chargée de pigment ; elle est très velue en avant, où les bulbes pileux sont très développés ; mais elle ne l'est presque pas en arrière, et les poils n'existent même plus au pourtour de l'anus. Elle renferme beaucoup de follicules sébacés ; on trouve à sa surface une multitude d'orifices glandulaires qui laissent suinter un liquide d'une odeur particulière et d'une acrêté qui provoque des excoriations dans les parties voisines, surtout chez les femmes grasses.

II. *La couche sous-cutanée* est cellulo-adipeuse ; elle acquiert une très grande épaisseur en certains endroits, principalement au niveau des grandes lèvres. Elle se continue avec celle des régions adjacentes, mont-de-Vénus, fesses, cuisses, etc.... Comme chez l'homme, elle peut se subdiviser en deux feuillets. Le *plus superficiel* est simplement aréolaire en arrière ; il circonscrit par ses tractus celluleux des pelotons de graisse, mais en s'avançant au devant de l'anus il devient lamelleux,se jette dans les grandes lèvres et sur les parties latérales de la région pour aller se continuer sans interruption avec celui des parties voisines.

Le *feuillet profond* se confond dans la fosse ischio-rectale avec le précédent dont il a la même texture anatomique ; mais dans le triangle antérieur il a les caractères d'une aponévrose et se fixe latéralement aux branches ischio-pubiennes où une couche adipeuse le sépare du précédent. Au voisinage des grandes lèvres, les deux feuillets se rapprochent insensiblement l'un de l'autre et vont s'enrouler sous la peau de ces organes en formant le *sac dartoïque*, espèce de poche bondée de graisse, affectant la forme d'une cornue dont le goulot serait le canal inguinal et dans l'intérieur de laquelle vient finir le ligament rond. *M. Broca*, qui en a donné une bonne description, a voulu le comparer au dartos de l'homme. La comparaison est juste en apparence ; mais au fond elle est démentie par l'anatomie exacte, attendu que le dartos est d'essence musculaire, tandis que le sac, dont nous parlons, est exclusivement formé de fibres élastiques. L'histologie ne laisse aucun doute à ce sujet,

C'est dans cette couche sous-cutanée que l'on rencontre les glandes mucipares de *Huguier*.

Avant d'aller plus loin je dois faire remarquer que le creux ischio-coccygien étant absolument identique dans les deux sexes, je le laisse de côté pour ne m'occuper que du triangle pubio-bisciatique.

III. *Aponévrose inférieure*. — Sa position et ses limites latérales, c'est-à-dire les insertions, sont les mêmes que chez l'homme ; seulement elle est beaucoup moins dense et moins feutrée que celle de l'homme. Elle est percée d'une large ouverture pour l'orifice vulvo-urèthral ; à ce niveau elle se perd dans le fascia superficiel des grandes lèvres ; elle se termine enfin en avant sur le clitoris et sur les côtés du ligament suspenseur. Cette aponévrose est forte sur les parties latérales, mince à la partie moyenne et au pourtour de la vulve. Elle est par conséquent incapable d'opposer une barrière solide aux liquides pathologiques qui viennent des profondeurs périnéales.

IV. *La couche musculaire* se place immédiatement au-dessus de cette aponévrose : elle est composée d'avant en arrière par : 1° l'*ischio-caverneux* ou *ischio-clitoridien* qui recouvre les racines du clitoris semblables à celles des corps caverneux.

2° Le *constricteur de la vulve, constrictor cunni* de *Sœmmering* [1], qui est l'analogue du bulbo-caverneux de l'homme.

[1] *Sœmmering* naquit en 1755 à Thorn. Il fut l'un des anatomistes

Ses fibres s'entrecroisent en arrière de la fourchette vulvaire avec celles du sphincter de manière à figurer un 8 de chiffre ; puis chacun des faisceaux se dirige de bas en haut en allant par conséquent l'un de droite à gauche, l'autre de gauche à droite, entoure le bulbe du vagin et se dirige vers l'arcade pubienne où il se divise en deux faisceaux : l'un va se perdre dans le *mont de Vénus* en continuant la direction du muscle ; l'autre se courbe et va se joindre à son congénère en passant entre le clitoris et le méat urinaire. Ces insertions antérieures font que ce muscle n'est pas un constricteur complet. En se contractant il rétrécit l'antre du vagin et tiraille un peu le clitoris pendant son érection. La contracture spasmodique de ce muscle a pu dans certains cas rendre impossible tout rapprochement sexuel. Lorsque la femme n'a pas encore abusé du coït, ce muscle fait sentir fortement sa contraction à la verge dans l'acte de la copulation, mais après plusieurs accouchements cette action devient nulle.

3° *Le transverse du périnée*, sur le compte duquel je n'ai rien à ajouter, est identique à celui de l'homme.

Tous ces muscles jouent un grand rôle dans les *déchirures* du périnée. Ils viennent tous entrecroiser leurs fibres sur le raphé médian. Les déchirures se faisant d'avant en arrière, les fibres musculaires dilacérées se contractent, écartent les lèvres de la plaie et la maintiennent béante. De

dont l'Allemagne se glorifie à juste titre. De même que Desault, il a été un des créateurs de l'anatomie chirurgicale dans son pays. Il est mort à Francfort en 1830.

là découlent les divers procédés opératoires qui ont été préconisés pour rémédier à cet accident.

Nous trouvons dans cette couche les *glandes vulvo-vaginales* que nous décrirons plus loin.

V. *L'aponévrose moyenne* est absolument semblable à celle de l'homme, quant à ses insertions et à son double feuillet. Elle est aussi percée d'un trou, mais beaucoup plus grand, pour le passage du vagin et de l'urèthre réunis. Elle n'en diffère que par sa densité qui est bien moins forte. Elle renferme dans son épaisseur, ou pour mieux dire entre ses deux feuillets, le paquet vasculaire et nerveux honteux interne, le bulbe du vagin, son artère et ses veines, ainsi que l'artère et les veines transverses.

Jarjavay prétend y avoir constamment trouvé, dans ses dissections,un muscle à fibres curvilignes allant de l'ischion au bulbe du vagin, ce serait l'*ischio-bulbaire.* Mais on n'y trouve rien qui ressemble de près ou de loin au muscle de *Guthrie* et nous osons affirmer que ce muscle n'existe pas chez la femme.

Le muscle de *Wilson* n'existe pas à proprement parler. On trouve au-dessus de l'aponévrose moyenne et vers la partie antérieure quelques fibres fasciculées qui ont quelque ressemblance avec ce muscle.

VI. Quant à l'*aponévrose supérieure,* elle se comporte exactement comme celle de l'homme, avec cette réserve qu'elle présente un large orifice pour le vagin et le col vésical, et que dans sa constitution elle a ceci de particulier d'être beaucoup plus faible en avant de la vessie.

Organes génitaux. — Considérons maintenant les

organes sexuels de la femme qui différencient singulièrement cette région de celle de l'homme.

Vulve. — Quelques auteurs ont donné ce nom à cette fente longitudinale située sur la perpendiculaire du triangle pubio-bisciatique, limitée de chaque côté par deux parties saillantes et allant du mont de Vénus à deux centimètres environ de l'orifice fécal.

Mais la plupart des anatomistes comprennent sous le nom générique de *vulve* l'ensemble de tous les organes formant les parties génitales externes ; en peu de mots c'est le *vestibule* du vagin. En lui donnant cette acception qui est plus rationnelle et plus logique, nous devons lui considérer le *mont de Vénus* qui, à vrai dire, n'entre pas dans la constitution du périnée, les *grandes lèvres*, entre lesquelles nous trouvons d'avant en arrière le *clitoris*, les *petites lèvres* séparées en avant par un espace triangulaire appelé *vestibule* et au-dessous duquel se voit le *méat urinaire*, puis l'*orifice* du vagin avec l'*hymen* ou les *caroncules myrtiformes*, enfin la *fourchette* et la *fosse naviculaire*.

Les **grandes lèvres**, *labia pudendi*, sont deux replis cutanés qui bordent la fente vulvaire et s'étendent du pubis jusque vers le milieu du périnée à quinze ou dix-huit millimètres de l'anus. Les deux angles qu'elles forment par leur réunion en avant et en arrière s'appellent *commissures*. L'antérieure offre un asile protecteur au clitoris ; la postérieure forme un repli très mince qui se déchire presque toujours dans le premier accouchement, si on n'a pas la précaution de soutenir fortement le périnée au moment où il supporte toute la pression de la tête du fœtus. On donne à ce repli le nom de *fourchette*. Derrière lui se trouve un petit enfoncement, une dépression, c'est la *fosse naviculaire*.

Les grandes lèvres sont susceptibles de devenir le siége de toutes sortes de tumeurs, depuis la hernie inguinale jusqu'à l'éléphantiasis le plus monstrueux.

Le **clitoris** peut être en quelque sorte considéré comme un pénis rudimentaire. Les anciens, qui en pratiquaient souvent l'amputation, n'avaient guère pour but que de modérer la trop grande lubricité des jeunes filles. Cet organe peut acquérir des dimensions considérables et avoir la tournure d'une véritable verge : s'il faut en croire les annales de la chirurgie, *Molinetti*[1] en aurait extirpé un du poids de neuf livres.

Le clitoris est un petit cordon allongé, situé dans la commissure antérieure de la vulve. Sa structure a un certain rapport avec celle du pénis dont il est l'analogue au point de vue morphologique, aussi est-il susceptible d'érection. Son extrémité libre se montre sous le repli des grandes lèvres ; elle représente un gland arrondi et imperforé, muni de son fourreau préputial dû à la fusion des nymphes en avant. Il est aussi muni d'un frein identique à celui de l'homme. Cet appendice est constitué par un corps caverneux dont la structure rappelle celle de la verge, et l'allongement démesuré, qu'il peut acquérir dans certains cas, a donné lieu qnelquefois à des méprises sur le véritable sexe de certains individus.

[1] *Molinetti*, né à Venise en 1649, occupa la chaire d'anatomie et de chirurgie dans l'Université de Padoue. Il mourut à la cour du duc de Parme.

Les petites lèvres, que les anciens appelaient *nymphes*, parce qu'ils leur attribuaient la fonction de diriger le jet de l'urine par allusion aux nymphes de la fable, sont deux replis membraneux en forme de crête arrondie, qui, de la partie inférieure du clitoris descendent en divergeant jusque sur les côtés de l'orifice du vagin où elles se fusionnent avec la face interne des grandes lèvres.

Rosées chez la jeune fille, elles ne dépassent jamais le bord libre des grandes lèvres ; mais avec l'âge elles se colorent en brun par l'accumulation du pigmentum et semblent subir un processus hypertrophique, qui peut arriver à un degré tel qu'elles occasionnent une certaine gêne dans l'acte de la copulation. Il devient alors nécessaire d'intervenir chirurgicalement et d'en pratiquer l'amputation par l'excision ou par la ligature multiple. Cette opération s'appelle la *nymphotomie*. Dans certaines peuplades d'Afrique, chez les femmes *Houzwâanases* ou *Boschimanes*, les nymphes peuvent acquérir un développement excessif, quinze à vingt centimètres de long, comme l'ont observé *Lesueur, Le Vaillant*, le jésuite *Tackard, Cuvier*, etc.... C'est le *tablier des Hottentotes*.

Par leur face externe les petites lèvres sont en rapport avec la face interne des grandes ; en dedans elles se touchent l'une l'autre et sont juxtaposées. Elles recouvrent le méat urinaire et le vestibule. Leur bord libre est lisse et arrondi chez la jeune fille, mais il se flétrit chez la femme à mesure qu'elle avance en âge, ou qu'elle abuse de l'acte vénérien. Le bord adhérent se continue en dehors avec la grande lèvre correspondante, en dedans avec le vestibule et le pourtour de l'orifice vaginal. En avant elles se dédoublent pour engaîner le clitoris à la manière d'un prépuce.

Elles ne renferment ni bulbes pileux, ni glandes sudoripares, ni fibres musculaires lisses ; mais en revanche elles sont richement pourvues de papilles qui en font des organes de sensualité. Elles servent à faciliter la dilatation de l'orifice vulvaire lors du passage de la tête du fœtus, mais elles sont incapables d'érection, comme on l'a soutenu.

Le vestibule est un espace triangulaire situé à la commissure antérieure de la vulve et en avant de l'orifice vaginal. Il est délimité du côté du pubis par l'angle de réunion des deux nymphes, sur les côtés par les nymphes elles-mêmes, en arrière par la circonférence de l'orifice du vagin et le méat urinaire dont la dépression peut augmenter la surface vestibulaire dans le sens antéro-postérieur.

Le vestibule a eu longtemps une grande importance en anatomie chirurgicale, car c'est par lui que le lithotomiste peut arriver dans la vessie par la taille dite *vestibulaire*. Ce procédé, dont il faut attribuer la paternité à *Celse* [1] : « *mulieri vero inter urinæ iter et os pubis incidendum est sic ut utroque loco plaga transversa sit* », a été rajeuni par *Lisfranc* et condamné par *Velpeau* comme étant trop défectueux.

Le méat urinaire est un orifice circulaire situé dans la partie la plus profonde de la vulve et sur la ligne médiane entre le vestibule et le pourtour de l'orifice vaginal. Lisse dans sa moitié antérieure, il a des franges, des villo-

[1] *Celse* vivait sous l'empire d'Auguste, de Tibère, de Caligula, de Claude et même de Néron. Il fut surnommé l'Hippocrate latin.

sités comme le vagin dans l'autre moitié. De chaque côté de ce méat se trouvent quelques pertuis qui sont les orifices de petites glandes qui sécrètent du mucus. A l'extrémité postérieure de son diamètre antéro-postérieur on distingue très nettement une légère saillie, un tubercule, qui devient une précieuse ressource pour le chirurgien obligé de sonder sa cliente sans la découvrir. L'index d'une main, introduit dans le vagin, va à la recherche de ce tubercule et procédant d'arrière en avant s'applique par sa pulpe contre la face vaginale ; l'autre main conduit alors la sonde sur ce doigt et en abaissant un peu le pavillon on arrive très aisément à pénétrer dans le méat. Le cathéterisme pratiqué de cette façon est une opération des plus simples ; mais on arriverait plus difficilement au but, si l'on procédait de haut en bas et d'avant en arrière.

Ce tubercule peut devenir, comme toutes les autres parties du corps humain, le siége d'affections chirurgicales : ainsi j'ai eu dernièrement l'occasion de ponctionner un kyste du volume d'un œuf de pigeon, qui s'était développé dans son épaisseur.

A la suite de grossesses répétées et même de nombreux rapprochements sexuels, le méat urinaire perd sa position médiane ; il subit une légère déviation, et de plus, au lieu de regarder directement en avant, comme chez les jeunes filles, il regarde franchement en bas. C'est ce qui explique pourquoi les femmes multipares ne peuvent plus projeter l'urine contre le mur, *mingere ad parietem*, mais qu'elles ont la faculté de pisser debout, observation vulgaire que tout le monde a pu faire.

L'orifice du vagin, beaucoup plus rapproché de la commissure postérieure dont il est séparé par la fosse naviculaire, présente par la dilatation un contour circulaire. Chez les jeunes filles vierges il est obturé par un repli de la muqueuse vaginale. C'est une membrane de forme variable, semi-lunaire, parabolique ou circulaire, qui a reçu le nom d'*hymen*. Elle est percée d'un trou pour laisser passer le sang de la menstruation et les écoulements leucorrhéïques. Si ce trou vient à manquer il y a imperforation complète du conduit vaginal et le chirurgien est alors obligé de pratiquer l'incision de cette membrane pour donner une issue aux liquides venus des profondeurs de la matrice. Cette fleur de la virginité s'éffeuille par la consommation du premier acte vénérien et s'efface par l'accouchement. Il n'en reste plus alors que quelques débris épars, qui persistent longtemps encore sur le pourtour de l'orifice du vagin et que l'on désigne sous le nom de *caroncules myrtiformes* parce qu'on les a comparées à des feuilles de myrte. Il est important de les signaler afin qu'on ne les prenne pas pour des végétations syphilitiques, comme cela est arrivé quelquefois.

On peut dire que l'existence de la membrane hymen chez les vierges est constante, bien que certains auteurs aient affirmé l'avoir vue manquer chez des filles qui venaient de naître, et même l'avoir rencontrée au moment de l'accouchement. Ces cas sont fort rares, ils se comptent dans les annales de la science et je crois, pour mon compte, que toute jeune fille, qui ne s'est pas adonnée aux plaisirs solitaires à l'aide d'instruments illicites, doit avoir sa membrane hymen. On a beaucoup écrit sur cette mince peau, « *objet des primautés dont les hommes civilisés se sont toujours montrés extrêmement jaloux* » ; les médecins légistes ont longuement discuté pour savoir si sa présence ou son absence était une preuve de virginité ou de défloration. Evidemment il n'y a là qu'une preuve de présomption et voici un fait qui corrobore cette opinion : Dans le courant de l'été 1876, j'ai été appelé à extraire, avec l'assistance de deux honorables confrères [1], un crochet à cheveux de la vessie d'une jeune fille de quatorze ans. Cette enfant par des manœuvres clandestines s'était détruit la membrane hymen ; dans un accès de lubricité elle avait introduit l'instrument de ses plaisirs dans le méat urinaire et au plus fort de ses idées erratiques avait lâché prise. L'hymen n'existait plus et cependant je crois être dans le vrai en affirmant que cette fille n'avait jamais subi les approches de l'homme. Mais abstraction faite de l'inconduite, cette membrane est le timbre de la virginité, et s'il arrive qu'on ne la trouve pas, je dis avec *Devergie* qu'il y a 999 chances sur 1000 qu'il y a eu défloration. Au surplus on peut pour éclairer sa conscience tirer des inductions de la corrélation directe qui existe entre les organes sexuels et l'état des seins dont la fraîcheur et la fermeté sont les fleurs de la virginité.

Les glandes vulvo-vaginales ont été aperçues pour la première fois par *Gaspard Bartholin* ou par *Duverney* [2].

1 Les docteurs Castellan et Gouyet.

2 *Bartholin Gaspard*, fils de Thomas. naquit vers 1678 à Copenha-

Plusieurs anatomistes les avaient vues après eux, mais elles avaient fini par tomber dans l'oubli, lorsque *M. Huguier* les exhuma de nouveau en 1841 et en fit une étude approfondie. En France il faut toujours découvrir les choses deux fois, la première ne compte pas.

Placées sur les confins de la vulve et du vagin, à droite et à gauche de l'angle formé par la cloison recto-vaginale et à un centimètre environ au-dessus de l'hymen ou des caroncules myrtiformes, ces glandes, de forme ovoïde, sont recouvertes par le constricteur du vagin. On peut les sentir entre le pouce appliqué au bas de la grande lèvre et l'index introduit dans le vagin. Leur conduit excréteur vient s'ouvrir, chez les filles, au devant de l'hymen et chez les femmes dans l'angle diédre formé par les caroncules myrtiformes postérieures et les parois de la vulve. Elles sécrètent un mucus blanc comme du lait, destiné à lubréfier les parties et à favoriser ainsi le glissement du pénis pendant le coït. Cette sécrétion est très abondante chez les femmes adonnées à la prostitution. Les abcès des grandes lèvres naissent souvent d'une inflammation de cette glande, inflammation que quelques auteurs ont désigné sous le nom de *Bartholinite*.

gue. Il vint à Paris, où il fut le disciple le plus distingué de *Duverney*. Il revint dans sa patrie soutenir avec éclat la réputation de ses aïeux.

Duverney, né à Paris en 1649, fit ses études médicales à l'université d'Avignon. Il alla ouvrir des cours d'anatomie à Paris où il fit école à cause de sa diction, à tel point que les plus fameux comédiens furent l'entendre pour acquérir le talent de parler en public. En 1676 il entra à l'Académie des Sciences et, trois ans après, il fut nommé à la chaire d'anatomie au Jardin-du-Roi. Il mourut en 1730.

Le vagin est un conduit musculo-membraneux contenu en grande partie dans l'épaisseur du plancher périnéal. Il s'étend de la vulve à l'utérus. Situé entre le rectum et la vessie,il se dirige dans le sens antéro-postérieur d'avant en arrière, de bas en haut et de dehors en dedans, suivant l'axe du détroit inférieur du bassin. Concave du côté de la vessie, convexe du côté du rectum, ce canal à peu près cylindroïde est destiné à l'acte de la copulation, au passage des écoulements utérins et à la sortie du fœtus. Le vagin, à proprement parler, n'existe pas à l'état de cavité, car ses parois sont appliquées l'une contre l'autre. Cette disposition est favorable à la progression des spermatozoaires vers la matrice, qu'elle se fasse en vertu des mouvements propres à ces animalicules, ou en vertu des lois de la capillarité.

Il est très extensible et très dilatable, car la nature, dans sa prévoyance, en lui assignant le rôle de conduit excréteur dans les accouchements, l'a fait participer au mouvement d'hypertrophie que subit l'utérus gravide. Le chirurgien profite de cette faculté, lorsqu'il est appelé à pratiquer une opération quelconque dans la profondeur de ces parties ; l'accoucheur l'utilise aussi dans l'application du forceps ou du tamponnement.

Les tumeurs,descendant de l'utérus,trouvent dans l'élasticité du vagin une condition propice à leur extension et en se développant elles peuvent par la compression déterminer la rétention de l'urine ou des matières fécales.

Le calibre du vagin n'est pas géométriquement cylindrique. A partir de la vulve, où son diamètre est le plus petit, ce canal va en s'élargissant progressivement de bas en haut jusqu'au voisinage de la matrice ; il a donc plutôt la forme d'un tronc de cône. L'étroitesse de l'orifice vulvaire est très utile pour l'adaptation des organes pendant les rapprochements sexuels ; elle est nécessaire pour faciliter les frottements et l'éjaculation ; enfin elle est indispensable pour retenir le sperme dans l'intérieur du vagin et l'empêcher de s'écouler au dehors, une fois la scène finie.

Le vagin se trouvant compris entre deux organes, vessie et rectum, qui à l'état de réplétion le compriment, tous les anatomistes sont d'accord pour lui considérer deux parois.

La paroi antérieure est en rapport par sa face externe avec le canal de l'urèthre et le bas-fond de la vessie, ce qui rend assez facile l'exploration de ce dernier par le toucher. Ce rapport explique en outre la saillie que forme dans le vagin le réservoir urinaire à l'état de plénitude. C'est d'ordinaire à ce niveau que se produisent les cystocèles dites vaginales. A l'état normal le péritoine, après avoir tapissé la face postérieure de la vessie se réfléchit sur la face antérieure du col de l'utérus au niveau de son quart inférieur, de sorte que le bas-fond de la vessie est complètement dépourvu de séreuse.

Il n'en est pas de même de la *paroi postérieure*. Le péritoine, descendant de la face postérieure de la matrice, arrive sur le vagin et tapisse la face postérieure de cette paroi dans son tiers supérieur pour se déjeter ensuite sur le rectum en formant le cul de sac vagino-rectal. La portion du vagin,située en dessus de cette ligne de démarcation formée par le péritoine, est dite *sus-périnéale* ; en dessous le vagin est complètement situé dans l'épaisseur du périnée

Cette paroi postérieure du vagin est séparée de la dernière portion du tube digestif par un espace triangulaire analogue au triangle recto-urèthral chez l'homme, mais beaucoup moins étendu, car de l'extrémité inférieure de l'anneau vulvaire au pourtour de l'anus il n'y a guère que trente à trente-cinq millimètres. Cette paroi se rapproche insensiblement de la paroi antérieure du rectum et finit par s'y accoler à la faveur d'un tissu cellulaire très lache jusqu'au cul-de-sac recto-vaginal. Par leur juxtaposition le vagin et le rectum forment la cloison recto-vaginale que les épanchements abdominaux peuvent dissocier en refoulant le cul-de-sac péritonéal. Ces rapports prochains ou éloignés de la paroi postérieure avec la séreuse démontrent combien le chirurgien devra s'armer de prudence toutes les fois que la pathologie l'appellera à manœuvrer de ce côté soit à l'aide des instruments tranchants, soit à l'aide des caustiques.

Les côtés du vagin sont en rapport avec le bulbe, le constricteur, les muscles ischio-caverneux, l'aponévrose moyenne, les fibres du releveur qui s'enroulent autour de lui ; s'il subit une dilatation : avec l'aponévrose supérieure, un abondant tissu celluleux et enfin avec la partie la plus profonde des ligaments larges.

Des deux *extrémités* du conduit vaginal, l'*inférieure* représente un orifice presque circulaire situé en arrière de la vulve. Espèce de bourrelet annulaire, c'est lui qui oppose une vive résistance à l'entrée du pénis chez les vierges et non pas la membrane hymen, comme l'ont affirmé beaucoup d'auteurs. Il est donc d'une très grande élasticité, mais les accouchements réitérés, l'abus du coït finissent par la lui faire perdre et il n'est pas rare de rencontrer dans ces cas la chûte de l'une des parois du vagin, où la hernie de l'un des organes pelviens : rectum, utérus, vessie.

L'extrémité supérieure ou *sus-périnéale* coiffe exactement le col de l'utérus au niveau de son tiers inférieur et les deux tissus se continuent fibre à fibre sans ligne de démarcation bien tranchée.

Si l'on examine l'intérieur du vagin on rencontre une série de saillies dirigées transversalement et d'autant plus prononcées qu'on se rapproche de la vulve. Très épaisses sur la ligne médiane des parois, elles forment par leur succession une saillie longitudinale sur chaque paroi que l'on nomme *colonne du vagin* ; elle est d'autant plus apparente que l'on se rapproche de l'entrée de ce canal. La colonne de la paroi antérieure forme un bourrelet beaucoup plus accentué que celle de l'autre paroi ; elle commence au tubercule que nous avons signalé au-dessous du méat urinaire. Les deux colonnes vont en diminuant progressivement de volume à mesure qu'elles s'éloignent de la vulve, et finissent par se perdre un peu avant la portion sus-périnéale.

Les saillies médianes partent de ces colonnes longitudinales et s'irradient à droite et à gauche en diminuant graduellement, de manière à s'effacer presque complètement sur les bords. C'est à l'ensemble de ces plicatures que l'on a donné le nom de *lyre du vagin*. Elles sont en outre surmontées de saillies plus petites qui ne sont que des papilles très vasculaires, absolument comme celles du gland.

Leur fonction, d'après *M. Richet*, serait de servir à l'ampliation du vagin pendant l'accouchement. Suivant *M. Sappey* elles ne seraient utiles qu'à l'accouplement qu'elles favorisent en multipliant les frottements. Les deux opinions me paraissent également plausibles et acceptables.

Quant à la structure des parois du vagin elle est assez simple ; une couche de tissu cellulaire les unit aux parties voisines ; en dedans une couche musculaire composée de fibres longitudinales s'insérant en avant sur les branches ischio-pubiennes et se dirigeant en arrière, les unes vers la portion cervicale de l'utérus, les autres vers les ligaments utéro-sacrés. Entre ces fibres et la muqueuse on trouve d'autres faisceaux musculaires qui s'entrecroisent dans tous les sens en comprenant dans leurs interstices des fibres lamineuses et des fibres élastiques.

Enfin la tunique muqueuse tapisse tout l'intérieur du vagin. Sa coloration varie avec l'âge, la parturition, la menstruation et la ménopause. Par sa face externe elle adhère à la couche musculaire ; sa surface libre est recouverte d'un épithelium pavimenteux qui se continue avec celui de l'intérieur du col de l'utérus, mais en changeant de nature. Presque tous les auteurs d'anatomie décrivent cette muqueuse comme pourvue de follicules mucipares ; M. *Sappey* seul, sans en nier formellement l'existence, dit qu'il lui a été impossible d'en observer le moindre vestige. Cependant il est avéré que beaucoup de chirurgiens y ont trouvé des kystes muqueux.

Citons enfin **le bulbe du vagin**, organe érectile analogue au bulbe de l'urèthre chez l'homme, avec cette différence qu'il est unique chez lui et bifide chez la femme. C'est un renflement spongieux situé des deux côtés du vagin entre les racines du clitoris d'une part, le méat urinaire et le vagin de l'autre. Il contourne l'orifice vulvaire et se termine un peu au-dessous du diamètre transversal de cet orifice par une extrémité arrondie du volume d'une amande. Chaque bulbe s'unit en haut avec son congénère par un plexus veineux anastomotique et par des fibres musculaires lisses ; cette espèce d'inosculation a déterminé quelques auteurs à étudier ces deux bulbes comme un organe unique.

L'utérus, par sa position au-dessus du plancher périnéal, ne rentre pas dans le cadre que je me suis tracé. Situé dans la cavité pelvienne ce n'est qu'accidentellement que l'organe gestateur vient se loger dans l'épaisseur du périnée par la voie du vagin.

Il est placé comme *en équilibre*, suivant l'expression très heureuse de *M. Richet*, au-dessus du vagin qui embrasse son col, en avant du rectum dont le sépare le cul-de-sac utéro-vagino-rectal, et en arrière de la vessie dont il est séparé par le cul-de-sac utéro-vésical. Lorsque la matrice descend de cette position normale, elle peut présenter tous les degrès de procidence, depuis une légère saillie formée un peu au-dessous de sa position habituelle jusqu'à ces cas extrêmes dans lesquels ce viscère, entraînant avec lui les parois du vagin, vient faire entre les cuisses de la femme une tumeur volumineuse, quelquefois aussi grosse que la tête d'un fœtus à terme.

Ces divers degrés de déplacement en bas de la matrice avaient été rangés sous trois chefs par *Astruc* et *Sabatier*.

1° *Procidence au début*, quand l'orifice utérin descend un peu au-dessous de sa position normale.

2° *Procidence*, quand le museau de tanche repose sur le plancher périnéal, c'est le cas le plus fréquent.

3° *Prolapsus*, quand l'utérus est tout entier dans le vagin.

Manning, *Nauche*, *Jarjavay* et autres, se fondant sur la difficulté de diagnostiquer en toute sûreté le premier degré, n'en ont admis que deux : l'*abaissement* et *la chûte*. Cette manière de voir est en effet beaucoup plus rationnelle et surtout plus pratique.

C'est pour rémédier à cette pénible infirmité que *Romain Gerardin* a proposé en 1823 une opération dite *épisioraphie*, qui a pour but de rétrécir le conduit vaginal, à seule fin de s'opposer à la migration de la matrice. Depuis lors, les chirurgiens de tous les pays l'ont pratiquée avec des variantes plus ou moins heureuses, et aujourd'hui les indications, contr'indications et manuel opératoire sont parfaitement précisés.

L'utérus peut encore se loger dans l'épaisseur du périnée d'une autre manière. Supposez qu'une main maladroite, aussitôt après la sortie de l'enfant, exerce des tractions intempestives sur le cordon ombilical pour activer la délivrance ; si le placenta est inséré sur le fond de l'utérus, ces tractions téméraires et blâmables ont pour effet d'entraîner cette paroi, qui se replie alors à la manière d'un doigt de gant et suit docilement la puissance attractive. Si l'arrière-faix ne se détache pas bientôt, toute la matrice se retourne. Sa face interne devient externe et c'est le péritoine qui tapisse l'intérieur de la nouvelle poche dans laquelle viennent se grouper les annexes de l'utérus, ligament rond, ovaire et trompe, dans le même ordre de juxtaposition qu'ils occupaient antérieurement. On a alors un cas d'*inversion utérine*. La réduction doit être faite à l'instant même ; sans cela, la parturiente risque fort d'être dotée d'une cruelle infirmité irrémédiable à tout jamais et qui donnera lieu à des hémorrhagies souvent inquiétantes.

Mathews Duncan, pour remédier à l'inversion utérine, conseille la pratique suivante : 1° pression douce longtemps continuée à l'effet d'obtenir la réduction de l'organe; 2° taxis forcé ; 3° incisions faites : l'une sur la face antérieure, l'autre sur la face postérieure du tissu utérin. Ces incisions doivent aller du niveau de l'orifice interne du col à la partie moyenne du corps. Après ces incisions, nouveau taxis [1]. Cette manière de faire, qui a été suivie plusieurs fois de succès entre les mains du chirurgien anglais, est certainement préférable à l'extirpation du corps de l'utérus, qui est beaucoup plus dangereuse.

L'urèthre est aussi logé dans le périnée.

Le canal excréteur de l'urine diffère de celui de l'homme par ses fonctions et par sa configuration. Il est exclusivement consacré à l'émission des urines, tandis que celui de

1 *The Obstetrical Journal*, avril 1877.

l'homme sert en outre à livrer passage au sperme et au liquide prostatique. Alors que chez celui-ci l'urèthre a une longueur moyenne de quinze centimètres environ, chez la femme il est d'une brièveté remarquable, car il ne va guère au-delà de trente millimètres. Ses parois sont très extensibles et très dilatables ; cette précieuse faculté a été souvent mise à profit par beaucoup de chirurgiens, *Tolet* et *Bromfield* entr'autres, pour extraire des calculs volumineux sans opération sanglante.

L'urèthre, oblique en bas et en avant, est couché dans le sens antéro-postérieur sur la partie médiane de la paroi supérieure du vagin qui lui est adhérente. Il est un peu curviligne à concavité antérieure ; chez quelques femmes cependant il est presque rectiligne. La grossesse augmente cette courbure parce que la vessie suit le mouvement ascensionnel de l'utérus. Les déviations de cet organe peuvent aussi amener des changements notables dans la direction de ce canal. Ainsi la rétroversion utérine le rend tout-à-fait rectiligne.

Le calibre de l'urèthre n'est pas uniforme dans toute sa longueur. Rétréci au méat urinaire il va en s'élargissant jusqu'au voisinage du col de la vessie, où il se rétrécit de nouveau.

Il est aussi un peu plus considérable que le calibre du canal de l'homme et peut par conséquent faciliter l'introduction de plus gros instruments. *Pétrequin* trouve dans les dimensions de ce canal la raison physiologique de certaines incontinences d'urine chez la femme ; à l'appui de son dire il cite une opération de *Gensoul*, qui tailla un lambeau dans paroi vaginale afin de rétrécir le canal et de l'obliger retenir l'urine. L'opération fut suivie de succès ; mais pareille occurrence, faut-il imiter la conduite hardie du irurgien de Lyon ? J'en doute !

L'urèthre affecte avec les organes voisins des rapports sez complexes. Il est comme enchâssé dans la paroi supé-ıure du vagin qui lui forme un coussinet érectile, auquel *andin* a donné le nom de *bulbe urèthral*. Ce canal s'étend la vessie à l'aponévrose moyenne où il se termine en la ıversant. Durant ce court trajet il est en rapport : *en haut* tout près du col de la vessie avec les ligaments pubio-ṡicaux, les veines dorsales du clitoris, et plus en dedans n'est séparé de la symphyse du pubis que par un étroit ɔace occupé par l'aponévrose moyenne et du tissu cellu-re, qui par sa laxité permet de déprimer le canal en ar-ıre, ce qui fait qu'on peut arriver aisément par cette voie ıque sur le col de la vessie. *En bas*, l'urèthre est accolé vagin, comme je l'ai déjà dit, mais à mesure qu'il se ıproche de la vessie il tend à s'éloigner de la paroi vagi-e et forme avec celle-ci un angle rempli de veines et de ṡu cellulaire. *Sur les côtés*, l'urèthre se trouve en rapport ıc les fibres du constricteur du vagin et avec celles du ɜveur de l'anus.

Des deux extrémités de ce conduit, l'externe ou *méat naire* nous est déjà connu ; l'interne ou *vésicale* est plus ʒe que le méat et présente assez bien la forme d'un en-ınoir.

La structure de l'urèthre de la femme n'est guère com-ıuée. Une membrane muqueuse tapisse son intérieur ;

elle fait suite à celle de la vulve et va se continuer avec celle de la vessie ; elle n'est pas riche en follicules. Elle est assez épaisse et plissée dans le sens de l'axe du canal ; c'est à cette circonstance anatomique que *Jarjavay* attribue la faculté qu'a cette membrane de pouvoir subir une grande dilatation. Cette tunique est recouverte d'une couche fibreuse à laquelle *Malgaigne* et *Pétrequin* ont accordé une propriété contractile, assertion bien difficile à vérifier. On trouve dans cette membrane une grande quantité de veinules qui s'inosculent entr'elles et qui, au voisinage du col de la vessie forment un riche plexus anastomotique. S'il existe des fibres musculaires autour de l'urèthre, elles ne sont bien visibles que du côté de l'extrémité vésicale.

Col de la vessie. — La vessie, qui est le réservoir temporaire de l'urine, est située dans l'excavation pelvienne en arrière de la symphyse du pubis, en avant de la matrice et du vagin. Elle ne rentre dans la constitution du périnée que par son bas fond ou paroi inférieure. C'est donc à cette portion que nous limiterons l'étude de cet organe.

Le col de la vessie est plus élevé que chez l'homme ; il est uni à la portion sus-vaginale du col de l'utérus dans une longueur de un à deux centimètres, et au vagin dans une étendue de trois centimètres d'avant en arrière et d'un côté à l'autre. L'adhérence de cette paroi avec le vagin se fait au moyen d'un tissu lamineux très serré et de cette union résulte la cloison vésico-vaginale ; tandis que celui qui l'unit au col de l'utérus est au contraire très lâche. Le bas fond de la vessie surplombe le vagin sur les côtés.

En avant, le col vésical n'est séparé de la symphyse du

ubis que par un étroit espace rempli de tissu cellulaire, ui s'y trouve en assez grande abondance et qui enveloppe n plexus veineux assez riche. D'ailleurs il se relie à la symhyse par les ligaments pubio-vésicaux que certains auteurs onsidèrent avec assez de raison comme étant les tendons es fibres longitudinales de la vessie. *M. Sabatier* de Montellier [1] s'exprime ainsi : « On sait qu'il y a à ce niveau eux bandelettes fibreuses composées de fibres antéro-posérieures et qui allant de la vessie à la face postérieure de symphyse du pubis forment deux reliefs très évidents. e sont les véritables tendons des fibres antérieures de la essie et c'est à eux que se limite en général l'insertion de es fibres. » Nous renvoyons à cet ouvrage consciencieux, uit de patientes et laborieuses recherches, ceux de nos ecteurs qui voudront avoir une notion exacte des fibres usculaires de la vessie.

Sur les côtés le col de la vessie se trouve en rapport avec aponévrose supérieure du périnée, les fibres du releveur e l'anus et le plexus veineux qui l'entoure à la base.

Comme la vessie est médiocrement soutenue par ses oyens de fixité, il s'ensuit que la cystocèle vaginale est ssez fréquente.

Vaisseaux et nerfs. — Chez la femme la distribution es artères et des veines se fait d'une façon absolument nalogue à celle que nous avons décrite dans le sexe masulin. Il en est de même des vaisseaux lymphatiques et des erfs.

[1] *Recherches anatomiques et physiologiques sur les appareils musulaires correspondants à la vessie et à la prostate.*

Considérations chirurgicales. — De tous les rapports, qu'affectent l'urèthre et le col de la vessie de la femme avec les tissus voisins, découlent les divers procédés de taille imaginés par les auteurs.

Le canal excréteur de l'urine étant court, droit et dilatable, il en résulte que l'opération de la taille se fait plus rarement sur la femme que sur l'homme,parce que les graviers, au fur et à mesure de leur formation, peuvent être entraînés par les flots d'urine. S'ils arrivent, par une cause quelconque, à séjourner dans la vessie et à acquérir un volume un peu plus gros, la dilatation artificielle lente ou subite peut en faciliter l'extraction.

Mais lorsque les dimensions du calcul deviennent plus considérables, l'opération est rendue inévitable, car la dilatation du col ne peut pas dépasser certaines limites, environ cinq centimètres. Le chirurgien doit alors pour arriver à la vessie se frayer un passage au-dessus et au-dessous de la symphyse pubienne.

La taille sus-pubienne, dite aussi *hypogastrique* ne rentre pas dans notre cadre topographique, nous n'en parlerons point.

Quant à la *taille sous-pubienne,* le chirurgien peut suivre l'un ou l'autre des divers procédés créés par les auteurs, en tirant les indications de l'âge de la malade, de ses antécédents pathologiques, de l'âge et du volume du calcul, etc.....

La taille vestibulaire, que *Celse* a succintement décrite, a été remise à neuf par *Lisfranc* en 1823. Se fondant sur l'existence de l'espace celluleux qui existe entre l'urèthre et le pubis, et la facilité que l'on a de déprimer le canal du côté du vagin, ce chirurgien pratique une incision courbe dans le sens transversal entre le méat et le clitoris et pénètre directement dans le réservoir urinaire sans intéresser le canal. — Malgré son apparente simplicité, ce procédé présente de très grands inconvénients, qu'il est inutile d'exposer dans ce travail.

La taille médiane, inventée par *Collot* et renouvelée par *Dubois*, consiste à sectionner l'urèthre de bas en haut vers la symphyse du pubis, dont il ne faut pas trop s'approcher pour ménager le clitoris. De cette façon on n'intéresse que quelques veines sans importance. Ce procédé est excellent pour les calculs de moyen volume.

Dans la *taille latérale*, le lithotomiste divise l'urèthre sur l'un de ses côtés et prolonge son incision jusqu'au voisinage de la branche ascendante du pubis, sans trop se rapprocher d'elle afin d'éviter la honteuse interne. En opérant ainsi, il divise la muqueuse vulvaire, l'aponévrose inférieure, les fibres du constricteur, l'aponévrose moyenne, l'urèthre et le col de la vessie.

Le débridement de l'urèthre et du col, d'un seul côté, n'est pas toujours aisé à pratiquer d'une manière convenable. Aussi le chirurgien *Louis* [1] a-t-il imaginé de faire cette

[1] ***Louis Antoine*** naquit à Metz en 1723. Il se fit recevoir docteur en chirurgie à l'Université de Hall (Saxe), devint plus tard chirurgien en chef de la Charité, démonstrateur et censeur royal ; puis il entra à l'Académie de chirurgie, et bientôt après fut nommé chirurgien consultant des armées du roi. Il fut correspondant d'un grand nombre de sociétés savantes, entr'autres de la Société des Apathistes de Florence. Tous ces titres furent la récompense de son mérite et il en avait beaucoup.

incision de chaque côté à l'aide d'un lithotome double et cette manière d'opérer a reçu le nom de *taille bilatérale*, au perfectionnement de laquelle *Flurant* de Lyon a contribué. La section porte, de chaque côté, sur les mêmes tissus que la précédente.

La taille vésico-vaginale, érigée par *Méry* en méthode générale de lithotomie, consiste à pénétrer dans la vessie par le vagin. On ménage l'urèthre, c'est vrai, mais on fait à la paroi vaginale une boutonnière, qui deviendra fatalement fistule urinaire ; par conséquent nouvelle opération, perspective peu agréable pour la malade.

Pour que les chirurgiens modernes se résignent à employer ce procédé, il faut que le volume du calcul le leur commande impérieusement. C'est ce qui m'est arrivé en 1873. J'ai opéré une dame d'Aix, âgée de soixante-treize ans, par ce procédé, avec le concours de mes deux honorables confrères les docteurs Payan et Castellan. La pierre pèse 210 grammes ; elle a une forme ovoïde, son grand axe mesure huit centimètres de long et le petit six. Comme on le voit, c'est un calcul énorme et je ne crois pas qu'on ait jamais extrait son pareil de la vessie d'une femme. Il nous fallut faire sur la paroi antérieure du vagin une incision longitudinale de six à huit centimètres de long. En présence d'un pareil calcul nous n'avions pas eu le choix du procédé, il fallut s'y résoudre, et malgré un large débridement nous eûmes beaucoup de peine à le faire sortir, car les parois de la vessie coiffaient exactement le caillou. Il va sans dire qu'il est resté une vaste fistule dont la malade a refusé obstinément l'opération. Elle se contente de porter aujourd'hui (août 1877) un pessaire de Gariel pour empêcher la vessie de s'exstrophier et un urinal pour recevoir le liquide qui s'écoule d'une manière incessante.

La taille chez la femme est une opération presque exempte de gravité ; mais tous les procédés exposent à des inconvénients. Les incisions par l'urèthre exposent à une incontinence d'urine qu'il n'est pas au pouvoir du chirurgien de guérir. L'ouverture vésico-vaginale, au contraire, laisse après elle une fistule dont le traitement est du ressort de la chirurgie journalière. Comme de plusieurs maux il est préférable de choisir le moindre, il pourrait bien se faire que, dans un avenir peu éloigné, la taille vésico-vaginale devienne la règle et que les idées de *Méry* ne reprennent leurs lettres de créance dans la lithotomie.

RÉSUMÉ DU PÉRINÉE DE LA FEMME.

Définition. — Anatomie des formes.

Couches anatomiques. — 1° *La peau.*

2° *Couche sous-cutanée.* — Deux feuillets.

3° *Aponévrose inférieure.*

4° *Muscles.* — Ischio-caverneux. — Constricteur de la vulve. — Transverse du périnée.

5° *Aponévrose moyenne.*

6° *Aponévrose supérieure.*

Organes génitaux.

Vulve. — Grandes lèvres. — Clitoris. — Petites lèvres. —Vestibule. — Méat urinaire.

Orifice du vagin. — Caroncules myrtiformes. — Hymen. — Glandes vulvo-vaginales:

Vagin. — Son calibre. — Ses parois. — Ses extrémités. — Lyre du vagin. — Bulbe.

Utérus. — Ne vient qu'accidentellement dans le périnée.

Urèthre. — Son calibre. — Ses rapports.

Col de la vessie. — Ses rapports.

Vaisseaux et nerfs. — Identiques à ceux de l'homme.

Conséquences chirurgicales. — Divers procédés de taille chez la femme.

TOPOGRAPHIE DU MEMBRE INFÉRIEUR

RÉGION INGUINO-CRURALE

Cette **double Région** est, de l'aveu de *Blandin* et de tous les chirurgiens modernes, une des plus importantes au point de vue anatomo-chirurgical, parce que les maladies qui se montrent à l'aîne sont extrêmement nombreuses et presque toutes sont du domaine de la chirurgie. Superficiel, presque entièrement dépourvu de moyens de protection, le pli de l'aîne se trouve naturellement exposé aux traumatismes et à leurs conséquences primitives ou éloignées. C'est un espèce de carrefour placé à la jonction de l'abdomen, des organes génitaux et de la cuisse. Il est l'aboutissant, le rendez-vous d'affections morbides primitivement développées dans ces vastes régions et qui l'envahissent secondairement par continuité.

Limites. — Ce segment du corps a été diversement délimité par les auteurs d'anatomie topographique et peu d'anatomistes se sont mis d'accord à ce sujet. Les limites que nous adopterons avec *Pétrequin* et *Jarjavay* sont :

En haut : ligne courbe virtuelle à concavité inférieure de huit à dix centimètres de hauteur, allant de l'épine pubienne à l'épine iliaque supérieure.

En dehors : Ligne tangente tirée de cette épine iliaque jusqu'à un ou deux centimètres au-dessous du bord antérieur du grand trochanter.

En dedans : Ligne suivant le droit interne.

En bas : Ligne horizontale reliant les extrémités inférieures des deux lignes latérales.

Cette délimitation, établie jadis par *Bérard*, nous permet de considérer à la région deux étages contigus : un supérieur ou *inguinal*, et un inférieur ou *crural*.

Le premier appartient au tronc, mais à cause des connexions intimes qu'il affecte avec le second, j'ai cru bien faire en les décrivant l'un à la suite de l'autre.

Anatomie des formes. — La peau présente dans la partie moyenne de cette région un sillon linéaire, dirigé de haut en bas et de dehors en dedans, dont la profondeur augmente avec l'embonpoint du sujet. En palpant ce sillon on sent qu'il appuie sur un cordon dur qui est la ligne de démarcation des deux étages que nous venons d'établir. Ce cordon, qui n'est autre que l'arcade crurale, est une précieuse ressource pour le chirurgien, parce qu'il lui permet de différencier une hernie inguinale d'une crurale ; mais lorsque par suite d'une grande accumulation de graisse il se dérobe au toucher, on peut tirer une ligne fictive de l'épine iliaque à l'épine pubienne et voir si cette ligne laisse au-dessus ou au-dessous d'elle la tumeur herniaire, et l'on pourra ainsi établir plus aisément le diagnostic.

Au-dessous de ce sillon. les muscles forment des reliefs

importants dont quelques-uns servent de points de repère aux opérations. Ce sont, en dehors, la saillie du tenseur aponévrotique ; en dedans, celle des adducteurs et du droit interne ; puis en allant de la partie supérieure de la première saillie à la partie inférieure de la seconde on trouve celle du couturier, qui, par sa direction en diagonale, sépare cet espace en deux triangles : un externe peu important à sommet supérieur, et un interne à bords courbes, à sommet inférieur et dans l'aire duquel on sent l'artère crurale, les ganglions inguinaux et chez les sujets maigres la tête du fémur dans l'extension forcée de la cuisse.

Il existe encore un autre pli moins oblique et moins accentué que le pli de l'aîne ; il est étendu presque transversalement et s'appelle le *pli articulaire* puisqu'il résulte de la flexion de la cuisse. En dedans il se confond avec le précédent et aboutit en dehors à l'intervalle qui sépare l'épine iliaque du grand trochanter. C'est la direction de ce pli que suivent les hernies crurales après avoir franchi l'entonnoir crural.

Couches anatomiques. — 1° Peu mobile au niveau du pli de l'aîne, *la peau* l'est beaucoup plus en dessus et en dessous. Elle est fine et glabre dans la partie moyenne et externe des plis, mais elle est ombragée de poils en dedans chez l'adulte. Elle renferme dans sa texture anatomique beaucoup de follicules sébacés qui sécrètent une humeur âcre et mordicante, laquelle provoque souvent des excoriations eczémateuses, surtout chez les femmes lymphatiques chargées de graisse. Elle est lâchement unie aux parties sous-jacentes, excepté au niveau du pli de l'aîne où l'adhérence se fait d'une manière plus intime, ce qui lui permet de se distendre outre mesure sans se rompre. Cela explique encore pourquoi une fois décollé le derme de cette région se recolle beaucoup plus difficilement qu'en tout autre endroit. Ses fibres qui, d'après *Malgaigne*, sont parallèles à l'arcade crurale, donnent la raison du peu de rétraction des lambeaux à la suite des incisions dans ce sens. Donc il faut pratiquer dans le pli de l'aine les sections cutanées en travers pour éviter un trop grand écartement des lèvres de la plaie, et au contraire verticalement si l'on veut prévenir l'enroulement de la peau après l'énucléation des tumeurs.

2° *La couche sous-cutanée* présente deux lames distinctes :

Une superficielle, aréolaire, graisseuse qui se continue, sans offrir aucun caractère particulier, avec celle des régions voisines, sans même contracter des adhérences au niveau du pli de l'aine. Son épaisseur varie depuis quelques millimètres à trois et quatre centimètres suivant les sujets.

Une couche profonde lamelleuse, membraniforme, qui, au niveau de l'arcade de Fallope, se replie pour se fixer solidement à ce cordon, quelquefois à ses deux tiers externes, d'autrefois dans toute son étendue et même au ligament de Gimbernat. Cette adhérence explique la marche des infiltrations purulentes ou urinaires et la direction des hernies. Les hernies inguinales, qui se sont portées en dedans, devront être repoussées dans le sens du canal inguinal ; et les crurales, qui se sont dirigées en haut, devront d'abord être refoulées en bas, avant d'être poussées d'avant en arrière.

Entre ces deux couches rampent les vaisseaux et nerfs superficiels, qui sont :

1° *L'artère sous-cutanée* ou *tégumenteuse, abdominale* ou *épigastrique externe* qui, née de la fémorale au-dessous de l'arcade, se recourbe en haut en se dirigeant vers l'ombilic.

2° *La honteuse externe superficielle*, qui va en dedans se terminer au pénil et au scrotum.

Deux veinules satellites de ces artères vont se jeter dans la saphène interne au moment où elle s'abouche avec la fémorale.

Quelques ganglions lymphatiques, au nombre de six à douze, reçoivent, ceux qui sont voisins du pubis, les lymphatiques des organes génitaux externes et de l'anus ; ceux qui, au contraire, occupent la partie externe et inférieure de la région, reçoivent les lymphatiques du membre pelvien. Aussi leur adénite mettra sur la voie du siége de la lésion, comme l'ont établi *A. Berard* et *Velpeau* après lui. Cette remarque anathomo-pathologique permettra d'éviter la méprise de *Sabatier*, qui fit appliquer un brayer sur un bubon vénérien.

Cette couche est encore traversée par la *saphène interne*, et en ce point elle est très adhérente à l'aponévrose à cause des nombreux lymphatiques qui traversent cette lame pour se jeter dans les ganglions profonds,

Les nerfs sont des filets de l'abdomino-scrotal, du génito-crural et du fémoral-cutané (branche du plexus lombaire).

Ici s'arrêtent les couches communes aux deux régions que nous allons maintenant décrire chacune séparément.

ÉTAGE SUPÉRIEUR OU RÉGION INGUINALE

Couches anatomiques. — Au-dessous des couches précédemment décrites nous trouvons ici :

1° *Une lame celluleuse*, dépendance de l'aponévrose d'enveloppe du grand oblique, qui, au niveau de l'anneau inguinal, se jette sur le cordon testiculaire et l'accompagne jusque dans les bourses, dont elle forme la quatrième tunique ; elle ferme l'anneau inguinal externe ;

2° *L'aponévrose* resplendissante et nacrée du grand oblique dont la disposition, pour être bien comprise, doit être précédée de l'étude de l'arcade crurale.

L'arcade crurale, aussi appelée *ligament de Fallope* [1] ou *de Poupart* [2], relie à la manière d'un pont les deux extrémités de la grande échancrure iliaque. Sur un sujet bien disséqué on voit des fibres nacrées se porter de l'épine iliaque antéro-supérieure à l'épine pubienne, formant ainsi une bande-

[1] *Fallope* enseigna l'anatomie à Pise et à Padoue dans la première moitié du XVIe siècle. Il mérita d'être appelé l'Esculape de son temps.

[2] *Poupart*, né au Mans en 1699, mourut à Paris en 1706, fut entomologiste distingué et bon chirurgien.

lette excavée sur sa face supérieure en forme de gouttière dont la concavité regarde en haut, en dedans et un peu en avant. C'est-là ce qui constitue la *bandelette ilio-pubienne de Thompson* ou l'*arcade crurale* des modernes.

A part ces fibres, on en trouve d'autres, qui, nées aussi de l'épine iliaque, sont d'abord accolées à la face inférieure de l'arcade superficielle, mais puis s'en séparent à angle presque droit pour se jeter sur la gaîne du psoas, et arriver par elle jusque sur l'éminence iléo-pectinée. *Thompson* l'a désignée sous le nom de *bandelette ilio-pectinéale*. Elle comble le vide qui existait entre l'arcade crurale et la gaîne du psoas, et sépare ainsi le tissu cellulaire de la fosse iliaque de celui de la partie supérieure de la cuisse.

D'autres fibres suivent plus loin cette arcade et ne l'abandonnent qu'au niveau de son quart inférieur : elles s'infléchissent en bas et en arrière pour aller s'insérer à la crête pubienne, ou fortifiées par le *ligament pubien de Cooper* elles constituent une toile triangulaire ou falciforme, que l'on appelle *ligament de Gimbernat*, du nom du chirurgien espagnol, qui le premier en a donné une bonne description.

C'est à l'ensemble de ces fibres qui constituent et la bandelette *iléo-pectinéale de Thompson* et le *ligament de Gimbernat* qu'on donne le nom d'*arcade crurale profonde*.

Par suite de leur présence la grande échancrure iliaque se trouve partagée en trois portions : une externe ovalaire, circonscrite par deux arcs dont le supérieur fibreux est formé par la bandelette iléo-pectinéale de Thompson et l'inférieur par la courbe de l'os iliaque ; — une interne plus petite, triangulaire, bornée en haut et en dedans par le ligament de Gimbernat, en bas par le pubis et en dehors par la face interne de la gaîne du psoas ; — la moyenne est évidemment comprise entre les deux précédentes.

Cela dit, revenons à l'aponévrose. Les fibres de l'aponévrose du grand oblique se dirigent toutes parallèlement en bas et en dedans ; elles naissent en haut de la portion charnue du muscle et se terminent en bas de la manière suivante : les externes sur presque toute l'étendue du bord antérieur de l'arcade crurale ; les plus internes, passent au-devant de l'épine pubienne sans y adhérer fortement, et vont s'entrecroiser sur la symphyse avec le faisceau homologue. Là elles forment *le pilier inférieur* de l'anneau inguinal externe.

Un peu en dedans, on voit un autre ruban de fibres, qui, d'abord accolé en haut au précédent, s'en sépare en bas et descend au devant de la symphyse s'entrecroiser avec son congénère de l'autre côté ; c'est *le pilier supérieur* de l'anneau.

Plus en dedans encore on trouve un faisceau moins fort que le précédent, mais qui, après s'être entrecroisé sur la ligne médiane avec son homonyme un peu au-dessus de la symphyse, s'engage en arrière du pilier supérieur, descend ensuite derrière le ligament de Gimbernat avec lequel il se confond et va s'insérer à la face postérieure de l'épine du pubis : c'est le *ligament de Colles* ou *pilier postérieur* de l'anneau.

Enfin les fibres les plus supérieures et les plus internes, en s'entrecroisant avec leurs similaires du côté opposé, forment *la ligne blanche* qui n'appartient pas à la région.

Des fibres inférieures quelques-unes s'isolent au-delà de cet entrecroisement, vont à la rencontre des trois bandelettes colonnes ou piliers déjà décrits, les croisent et se terminent, les unes à l'arcade, les autres à l'épine iliaque, après avoir décrit des courbes dont la convexité est en général externe et supérieure. Ce sont les *fibres intercolonnaires, fibres collatérales de Winslow* [1] ou *fibres en sautoir* de *Velpeau*.

Sur les sujets bien musclés on trouve quelquefois, mais pas toujours, quelques fibres jaunâtres qui parties de a ligne blanche un peu au-dessus de l'épine du pubis, descendent en avant de la partie interne de l'arcade crurale et en arrière du cordon et vont se perdre sur la gaîne du droit interne. Elles masquent ainsi la moitié interne de l'anneau inguinal externe. C'est *le ventrier* des auteurs, l'analogue de celui des animaux, mais qui n'a certainement pas toute l'importance qu'on a bien voulu lui donner.

3° Au-dessous de cette aponévrose et du muscle grand oblique qu'elle recouvre on trouve une *couche musculaire* formée par le *petit oblique* et le *transverse*, qu'il est très difficile, pour ne pas dire impossible, de dissocier, vu leur intime adhérence et le parallélisme de leurs fibres. Parmi ces fibres, les plus externes se jettent sur le cordon sper-

1 *Winslow*, neveu de Sténon, naquit dans le Danemarck en 1669. Il vint à Paris étudier sous *Duverney*. La lecture des ouvrages de Bossuet ébranla sa conviction luthérienne, et il abjura sa religion entre les mains du célèbre prélat. Il entra à l'Académie des Sciences en 1707 et obtint la chaire d'anatomie au Jardin-du-Roi en 1743. Il mourut à l'âge de 91 ans.

matique, l'accompagnent jusque dans les bourses pour y former le *crémaster* ; les autres vont se fixer au bord externe du tendon du muscle droit de l'abdomen ou sterno-pubien ; quelques-unes même passent en avant de ce tendon pour se continuer avec le *ligament de Colles.*

4° *Le fascia transversalis*, que nous avons entendu exposer d'une manière très lucide par M. le docteur Jacquemet, ancien chef des travaux anatomiques de Montpellier, constitue un véritable revêtement interne, qui sépare nettement les parois abdominales du péritoine, et qui engaîne les vaisseaux et nerfs profonds à leur sortie de la région iliaque. Suivant la région où on le considère, on le désigne sous les noms de *fascia iliaca*, *ombilicalis*, *perinealis superior*, et dans l'espèce *fascia transversalis.*

Il forme deux parois abdominales, une doublure uniforme partout continue à elle-même. Il est résistant en certains points, plus faible en d'autres et il est très adhérent au niveau des reliefs osseux ou ligamenteux. Il a la propriété de se déprimer en forme de doigt de gant, ou de se tubuler autour des organes qui sortent de la cavité abdominale.

Voyons maintenant comment il se comporte : appliqué derrière le muscle transverse, le *fascia transversalis* tapisse toute sa face postérieure et arrive dans l'hiatus qui se trouve entre le bord inférieur de ce muscle et l'arcade crurale. Là il se trouve en rapport avec le cordon testiculaire, qui le sépare de l'aponévrose du grand oblique. En bas il semble s'insérer à la lèvre postérieure du ligament de Fallope, mais si l'on insinue le manche du scapel sur sa face antérieure, on peut s'assurer qu'il se continue avec le fascia iliaca pour clôturer la paroi abdominale de ce côté ; plus en dedans il se déjette sur les vaisseaux iliaques externes, les entoure, passe avec eux sous le ligament de Poupart et leur forme une enveloppe qui va se fusionner avec l'aponévrose fémorale au niveau de l'embouchure de la saphène interne. Enfin tout-à-fait à la partie interne le fascia transversalis descend derrière le ligament de Gimbernat et le ligament de Colles et va comme eux se fixer au *ligament pubien de Cooper*.

Sur les côtés latéraux de la région le fascia se prolonge en dehors sur la face postérieure du muscle transverse ; en dedans il adhère fortement au bord externe du grand droit de l'abdomen, continue à tapisser sa face profonde pour aller se confondre avec celui du côté opposé derrière la ligne blanche.

Vers le point où le muscle transverse abandonne le ligament de Fallope, le fascia transversalis se déprime comme un doigt de gant, engaîne le cordon spermatique par dessus l'arcade crurale et pénètre jusque dans les bourses où il va former la tunique fibreuse du testicule.

5° *Le péritoine.* — Derrière le fascia que nous venons d'étudier on trouve une couche cellulaire, qui présente une certaine résistance et qui a reçu le nom impropre de *fascia propria.* Il communique avec le tissu cellulaire du cordon.

Le péritoine forme la dernière membrane de la paroi inguinale. Adhérent à la couche celluleuse précédente il se moule sur les dépressions et les reliefs que l'on aperçoit à la face postérieure de la paroi antérieure de l'abdomen.

Entre le fascia transversalis et le fascia propria rampent deux artères :

L'externe ou *circonflexe iliaque*, née de l'iliaque externe, se porte en dehors dans une direction parallèle à l'arcade, traverse les muscles petit oblique et transverse et arrive près de la crête iliaque où elle se divise en deux branches.

L'interne ou *épigastrique*, la plus importante, sort, comme la précédente, un peu au-dessous de l'arcade, remonte en la croisant, décrit au-dessous de l'anneau inguinal interne une courbe dont la concavité tournée en dehors et en haut embrasse la couche en sens inverse du canal déférent et se dirige ensuite vers l'ombilic. Dans sa portion curviligne, cette artère fournit trois branches :

1° Une *externe* ou *funiculaire* qui s'engage dans le canal inguinal et accompagne le cordon spermatique chez l'homme, le ligament rond chez la femme.

2° Une *interne* qui va derrière la symphyse s'anastomoser avec son homologue du côté opposé. C'est le rameau rétro-pubien.

3° Enfin une *troisième* qui descend verticalement derrière le ligament de Gimbernat pour s'inosculer avec l'obturatrice.

Fossettes. — Si on incise la paroi abdominale au-dessus de l'ombilic, et qu'on la renverse du côté des cuisses en la tendant un peu on aperçoit la séreuse péritonéale soulevée sur la ligne médiane par l'ouraque, un peu plus en dedans par le relief oblique en haut et en dedans de l'artère ombilicale oblitérée, et un peu plus en dehors encore par la saillie plus considérable de l'artère épigastrique. De là résultent trois fossettes qui sont en allant de dehors en dedans :

1° *La fossette inguinale externe* assez prononcée correspondant à l'orifice interne du canal inguinal, dans lequel le péritoine se prolonge un peu en forme de cul-de-sac ; cette dépression est maintenue par une petite tigelle mêlée aux éléments du cordon, et qui va du péritoine à la vaginale, espèce de ligament suspenseur.

2° *La fossette inguinale moyenne* qui est située entre les artères épigastrique et ombilicale. Elle correspond à la partie moyenne du trajet du canal inguinal.

3° *La fossette interne ou vésico-pubienne* située entre l'ouraque et l'artère ombilicale correspond à l'anneau inguinal externe.

Canal inguinal. — A proprement parler le trajet parcouru par le cordon spermatique n'est pas un canal, parce qu'il n'est pas exactement circonscrit par une seule et unique membrane. Mais il n'y a aucun inconvénient à lui conserver le nom consacré par l'usage. On peut aussi, à l'exemple de *M. Richet*, lui donner le nom de *trajet inguinal*, qui ne préjuge rien.

Si vous enlevez le cordon spermatique sans intéresser les parois abdominales, vous obtenez une espèce de tubulure qui n'est autre chose que ce que l'on est convenu d'appeler *le canal inguinal*. Il faut donc l'étudier comme ayant une certaine direction, des dimensions, des parois et des orifices.

Son trajet est oblique de haut en bas, de dehors en dedans et d'arrière en avant Sa longueur varie de quatre à cinq centimètres chez l'adulte, comme nous avons pu nous en assurer maintes fois dans nos dissections. Mais il faut remarquer que chez la femme cette longueur est plus considérable d'au moins un demi centimètre ; et chez le fœtus sa direction étant antéro-postérieure, cette longueur devient presque insignifiante, condition anatomique qui se retrouve chez le vieillard à peu de chose près. En passant de l'enfance à l'âge adulte le bassin s'accroît surtout dans le sens transversal et entraîne en dehors l'orifice profond du canal, ce qui fait que celui-ci s'allonge de plus en plus.

Le contenu de ce canal chez la femme n'est autre que le ligament rond et son artère. Mais chez l'homme c'est *le cordon spermatique* qui est formé d'un assez grand nombre d'éléments : 1° *le canal déférent* qui occupe le plan postérieur; 2° *l'artère spermatique* qui vient de l'aorte et de la rénale ; *la funiculaire* sortie de l'épigastrique, et *la déférentielle* venue de l'ombilicale ou de l'une des vésicales ; 3° *des veines* nombreuses aboutissant au plexus pampiniforme ; 4° *des nerfs* dont les uns végétatifs forment le plexus spermatique et dont les autres viennent du plexus lombaire, en particulier le génito-crural ; 5° *des lymphatiques* qui vont aux ganglions iliaques et lombaires.

Tous ces éléments sont unis par un tissu cellulaire lâche et filamenteux.

Les parois du canal sont au nombre de quatre :

1° Une *inférieure* formée par la face supérieure de l'arcade crurale excavée en gouttière.

2° Une *supérieure* formée par les bords inférieurs réunis

des muscles petit oblique et transverse. A vrai dire ce n'est pas une paroi; le professeur Courty,dans ses leçons orales, la comparaît plus exactement aux coulisses d'un théâtre, et faisait ainsi bien comprendre aux éléves comment deux bords musculaires peuvent former une paroi. Mais ces muscles sont accolés l'un à l'autre, et le petit oblique ne se termine pas par un bord libre comparable à celui du transverse ; il descend en effet au niveau de ce dernier, et en se continuant sur le cordon sous le nom de *crémaster* ou *tunique érythroïde* forme unedoublure à la paroi antérieure.

3° Une paroi *antérieure* formée par l'aponévrose du grand oblique déjà décrite.

4° Une paroi *postérieure* formée par le fascia transversalis doublé du fascia propria et du péritoine.

Ce canal a aussi deux *orifices*. *L'inférieur, externe ou sous-cutané*, est situé à la partie interne de la région. Sur une préparation bien faite, on voit qu'il a la forme ovalaire, dont le grand axe oblique en bas et en dedans mesure en moyenne vingt-cinq millimètres chez l'adulte. Il a quatre piliers ; les deux principaux sont l'inférieur et le supérieur qui forment les deux grands côtés de l'ovale. Nous avons vu leur disposition anatomique à propos de l'aponévrose du grand oblique. Les deux autres sont secondaires : le profond ou postérieur est le ligament de Colles déjà décrit ; enfin le dernier est externe et superficiel ; il est formé par un faisceau de fibres arciformes obliques en haut et en dedans qui adoucissent l'angle de séparation des deux piliers principaux.

Ainsi formé, cet orifice peut être senti par le doigt, et grâce à ses dimensions que l'état pathologique accroît toujours, grâce aussi à la laxité des tissus voisins il est facile d'y invaginer la peau et d'explorer par ce moyen une partie de ce canal.

M. Pétrequin, voulant se rendre compte par des expériences de l'influence qu'exercent les diverses attitudes du tronc et de la cuisse sur le périmètre de l'anneau externe, est arrivé à la conclusion suivante : l'anneau est agrandi par la flexion du bassin sur la colonne vertébrale, combinée avec la flexion de la cuisse sur le bassin et la rotation du membre en dehors.

C'est donc dans cette position qu'il faudra placer le malade pour le taxis et la kélotomie.

L'orifice supérieur ou *profond* du canal inguinal ne peut être aperçu qu'après avoir enlevé le péritoine et le fascia propria. Il est situé vers le milieu de l'arcade crurale. Sa circonférence est formée dans la moitié interne par un rebord tranchant semi-lunaire, à concavité tournée en haut et en dehors ; tandis que dans la moitié externe il est mal défini, taillé en bec de flûte et se confond peu à peu avec le fascia transversalis. Une dissection attentive permet de reconnaître, comme *J. Cloquet* l'a décrit, qu'il est formé de deux bandelettes, dont l'interne assez forte et arquée en forme de croissant supporte le coude que décrit le canal déférent en pénétrant dans la cavité abdominale. Au niveau de cet anneau, le fascia transversalis n'est pas perforé, il forme une toile continue adhérente à ses bords, et comme il va s'insérer obliquement en haut à la gaîne du sterno-pubien, il s'en suit que la contraction de ce muscle aura pour effet de dilater cet orifice et partant de favoriser la production des hernies, contrairement à l'opinion de *Velpeau* et de *Jarjavay* qui ont soutenu que ce muscle en se contractant pouvait faire étrangler les organes qui s'introduisent dans cet anneau.

Considérations chirurgicales. — Si les hernies sont plus fréquentes dans cette région, c'est que les fibres musculaires du petit oblique et du transverse y sont plus faibles, parallèles et non feutrées, et que de plus il y a deux larges ouvertures par lesquelles les organes peuvent facilement s'engager.

Suivant qu'une hernie fait irruption hors de l'enceinte abdominale par l'une ou l'autre des trois fossettes, que nous avons décrites, on a trois variétés : 1° hernies obliques externes ; 2° hernies directes ; 3° hernies obliques internes.

La hernie du premier genre se fait par la fossette externe. Elle peut présenter quatre degrés, comme l'a très bien fait remarquer *Malgaigne* : Si elle ne fait qu'apparaître à l'anneau interne, c'est la *pointe herniaire*. Quand elle s'engage plus avant dans le canal inguinal sans déborder l'anneau, elle est dite *hernie interstitielle*. Mais si l'organe hernié franchissant l'orifice externe vient faire à l'extérieur une tumeur dont le volume ne dépasse pas celui d'un œuf, la hernie s'appelle *bubonocèle*. Enfin lorsque la tumeur descend dans les bourses où elle prend une amplification plus ou moins considérable, les praticiens la reconnaissent sous le nom d'*oschéocèle* ou *hernie descendue*.

La hernie directe débute par la fossette moyenne et se

dirige droit en avant ; alors elle refoule le péritoine, le fascia transversalis qu'elle déchire quelquefois, éraille les fibres des muscles petit oblique et transverse en laissant le cordon au devant d'elle. Quand elle est peu volumineuse, elle reste au niveau de l'épine du pubis et repousse l'épigastrique en dehors de collet du sac.

La hernie oblique interne, que *Velpeau* a le premier signalée et *Goyrand* après lui, se produit par la fossette interne ; elle vient apparaître à l'orifice inférieur du canal dont elle soulève le pilier supérieur, mais vu sa direction en dehors elle n'a aucune tendance à descendre dans la profondeur des bourses.

La direction *du taxis* est naturellement indiquée par le genre de la hernie ; de là, nécessité de faire le diagnostic différentiel. Les deux éléments de diagnostic qui sont l'obliquité de la hernie et la position du canal déférent, qui est postérieur à l'oblique et antérieur à la directe, n'ont de valeur réelle que pour les hernies récentes.

Toute extension du bassin, du tronc ou des cuisses rétrécit les anneaux ; au contraire la flexion les élargit, et la position la plus favorable à leur plus grand élargissement est la flexion du tronc combinée avec celles des cuisses placées dans l'abduction et la rotation en dehors. Cette position n'est autre que celle que l'on prend dans l'acte de la défécation. D'où il résulte que dans l'accomplissement de cet acte physiologique, on voit fréquemment se produire les hernies chez les vieillards constipés.

Chez la femme le canal étant plus étroit et plus long, les

hernies inguinales sont beaucoup plus rares que chez l'homme.

Les opérations proposées, voir même l'invagination de *Gerdy*, qui est la meilleure, ne sont nullement curatrices, car elles ne font que convertir une hernie complète en interstitielle. Un bon bandage est encore la meilleure ressource, surtout chez les enfants et pour qu'il ait toute son efficacité, il doit agir non seulement sur l'anneau externe, mais encore sur le trajet et l'anneau interne.

Dans tous les cas, la cure radicale des hernies ne peut pas être obtenue ; elle n'est possible que chez l'enfant, vu les changements de direction, l'énergie musculaire qui va croissant et qui permet ultérieurement le resserrement des anneaux, ce qui ne peut pas avoir lieu chez les vieillards.

ÉTAGE INFÉRIEUR OU CRURAL

Comme nous avons précédemment décrit les couches anatomiques communes aux deux étages, il n'est pas nécessaire d'y revenir.

Immédiatement au-dessous du fascia superficialis, le scapel découvre l'*aponévrose fémorale* qui, pour être bien comprise, doit être précédée de l'étude des muscles sous-jacents.

Muscles. — Ceux-ci sont disposés sur deux plans : l'un superficiel et l'autre profond.

Les muscles superficiels sont au nombre de quatre : le *tenseur du fascia lata*, le *couturier*, le *premier adducteur* et le *droit interne*.

Ces muscles, en sillonnant la région, délimitent par leur direction deux triangles dont nous avons déjà dit un mot à propos de l'anatomie des formes. Le triangle interne, si connu sous le nom de **triangle de Scarpa** [1], est le seul qui ait de l'importance au double point de vue anatomique et chirurgical. *Sa base* est l'arcade crurale ; *son côté externe* est formé par le couturier, qui, parti de l'épine iliaque antérieure et supérieure, descend de haut en bas, de dehors en dedans et d'avant en arrière pour aller s'insérer, en contournant le condyle du fémur, à la crête supérieure du tibia. *Le côté interne* du triangle est formé par le premier adducteur. Ce muscle s'insère en haut à l'épine du pubis, d'où il se dirige en bas, en dehors et en arrière en convergeant vers le couturier, et va se fixer vers le milieu de l'interstice de la ligne âpre du fémur. Le point, où il croise le couturier, est le *sommet* du triangle. En dedans du premier adducteur se trouve le droit interne qui forme une limite rectiligne à la région.

Dans l'aire de ce triangle on voit les muscles *psoas* et *pectiné*, ainsi que le paquet vasculaire et nerveux qui dé-

1 *Scarpa*, né en 1747 aux environs de Trévise, acquit de bonne heure une grande réputation comme anatomiste et comme chirurgien. Il a puissamment contribué par son mérite à rendre célèbre l'Université de Pavie, où il était professeur de clinique chirurgicale. Ses travaux ont donné une vigoureuse impulsion à la chirurgie et à l'anatomie chirurgicale. Il est mort en 1832.

bouche dans la région vers le milieu de la base sous l'arcade et de là se dirige vers le sommet à la manière d'une bissectrice.

Le pectiné est situé à la partie la plus élevée de la région interne de la cuisse. Parti d'une triple insertion (pubis, aponévrose, os coxal) il se termine en bas sur la ligne, qui va du petit trochanter à la ligne âpre du fémur. Il forme un coussinet moelleux aux vaisseaux et nerfs fémoraux qui lui passent dessus.

Le psoas-iliaque, venu des profondeurs de la cavité abdominale, traverse l'arcade crurale et débouche dans la région pour aller se fixer par un fort tendon au petit trochanter, en côtoyant dans son parcours le côté externe du précédent.

La couche musculaire profonde se compose du droit antérieur, des second et troisième adducteurs, et l'obturateur externe.

Le *droit antérieur* ou *longue portion du triceps* se fixe en haut à l'épine iliaque antérieure et inférieure d'une part et de l'autre au pourtour de la cavité cotyloïde par un tendon réfléchi qui remonte d'arrière en avant pour venir se confondre avec le premier. Ce muscle descend verticalement, croise le couturier et s'attache sur la rotule.

Le second adducteur va de la branche descendante du pubis, par un trajet oblique en bas, en dehors et en arrière, à la partie inférieure de la ligne âpre du fémur.

Le grand adducteur ou *troisième* s'insère à la branche ascendante de l'ischion et à la face antérieure de la tubérosité ischiatique, de là ses fibres se portent à la ligne âpre du fémur et au condyle interne de cet os. A l'union du tiers inférieur de la cuisse avec les deux tiers supérieurs, ce muscle présente un anneau fibreux, qui laisse passer les organes vasculaires et nerveux se rendant de la région, qui nous occupe, dans les parties les plus éloignées du membre inférieur.

Tous les adducteurs en vertu de leur action commune ont été appelés *custodes virginitatis*. Mais ils ont aussi pour mission d'opérer l'écartement des symphyses pelviennes et surtout de la symphyse du pubis : circonstance précieuse dans une certaine mesure pour les accouchements.

Je ne cite que pour mémoire l'*obturateur externe*.

L'aponévrose fémorale ou *fascia lata* est la plus forte et la plus remarquale de toutes les aponévroses. Elle entoure la cuisse de tous côtés et en se cloisonnant elle forme autant de loges qu'il y a de muscles. En arrière elle se continue avec l'aponévrose fessière, en avant elle s'insére sur le pubis et l'arcade crurale en se continuant avec le fascia iliaca. Simple vers la partie externe de la région, elle se fixe sur le bord inférieur de l'arcade qu'elle maintient constamment tendue. Vers la moitié interne elle se bifolie au contraire en deux lames : l'une superficielle très mince et percillée d'un grand nombre de trous, ce qui lui a fait donner par *Hesselbach* [1] le nom de *fascia crebriformis* ; l'autre située en dessous n'est autre que la continuation de l'aponévrose générale et va s'insérer sur toute la crête pubienne.

[1] *Hesselbach* naquit dans le duché de Fulde en 1759. Il étudia l'anatomie à Wurzbourg où il devint le prosecteur de *Siebold*. Après avoir été professeur d'opérations chirurgicales, il mourut en 1816.

Supposée partie de la limite externe de la région crurale, cette aponévrose rencontre d'abord le tenseur, se dédouble pour l'engaîner, se reconstitue immédiatement après et traverse tout le triangle externe en émettant par sa face profonde des cloisons qui vont engaîner les muscles que l'on voit dans ce triangle. Arrivée au bord externe du couturier, elle se bifolie pour l'envelopper de toutes parts, et à son bord interne elle redevient unique, traverse le triangle de Scarpa en passant au devant de la gaîne du psoas qu'elle renforce. Elle rencontre alors le paquet vasculaire et nerveux qu'elle engaîne, comme elle le fait pour les muscles ; le feuillet profond passe derrière les vaisseaux et va tapisser la face antérieure du pectiné, tandis que le superficiel passe devant eux et rejoint le profond sur le pectiné. Ainsi reconstituée, l'aponévrose se dédouble encore plusieurs fois de la même manière pour envelopper les adducteurs et le droit interne. Vers la partie interne le feuillet profond, qui a tapissé le pectiné, se porte en suivant les insertions de ce muscle sur la branche horizontale du pubis à laquelle elle s'unit solidement en se confondant avec le ligament pubien de Cooper. Le feuillet superficiel va s'insérer au bord antérieur de l'arcade crurale et forme ainsi un plan fibreux tendu au devant des vaisseaux.

Il résulte de l'écartement supérieur des deux feuillets, maintenu béant par leurs insertions à l'arcade et à l'os, une ouverture évasée du côté du bassin dans laquelle s'engagent les vaisseaux et à côté desquels se trouve l'orifice de l'entonnoir crural.

Vaisseaux et nerfs. — Sous l'arcade crurale et

vers son milieu, l'*artère fémorale* se trouve directement appliquée sur la branche horizontale du pubis à trois centimètres et demi en dehors de son épine ; c'est en ce point qu'on a l'habitude de la comprimer dans les opérations pratiquées sur le membre inférieur. Elle descend obliquement en dedans vers le sommet du triangle de Scarpa ; elle est rectiligne, mais elle devient un peu sinueuse dans la flexion de la cuisse et semble un peu tiraillée dans l'extension forcée du membre. Elle est en rapport : en avant avec le feuillet superficiel de l'aponévrose et avec de nombreux ganglions lymphatiques dont l'engorgement peut éloigner beaucoup l'artère de la peau. En arrière elle repose non pas précisément dans la rainure pectinéo-iliaque, mais sur les fibres les plus internes du psoas. Plus en dessous elle est en rapport avec la tête du fémur, dont la séparent le psoas et sa bourse séreuse ; plus bas encore elle court sur un plan musculaire formé par le pectiné et les adducteurs. En dehors elle côtoie le bord interne du psoas, qui renferme le nerf crural dans sa gaîne, et bientôt elle rencontre le couturier sous lequel elle s'engage. Par son côté interne elle est voisine de la veine fémorale, qui vers le sommet du triangle de Scarpa commence à lui devenir postérieure.

A sa sortie de l'enceinte abdominale et après un court trajet cette artère fournit la *fémorale profonde* dont le point d'origine est trés variable ; quelquefois elle naît au niveau de l'arcade crurale , d'autres fois plus haut. Le point d'émergence habituel est à quatre centimètres au-dessous du point d'origine de l'épigastrique. Aujourd'hui on ne lie plus la crurale qu'à huit centimètres au-dessous de l'arcade, car lorsque des variétés d'origine s'observent à propos de cette grosse collatérale, elles tendent plutôt à la rendre supérieure qu'inférieure au point moyen. Or il est de toute nécessité de ne pas lier en dessus de cette collatérale, qui sera chargée d'alimenter le membre inférieur après la ligature. Cette artère est un exemple des immenses ressources que possède la nature pour rétablir la circulation dans les membres où l'oblitération de l'artère principale a été produite soit spontanément, soit par une intervention chirurgicale.

La fémorale profonde plonge, de suite après sa naissance, dans le plan musculaire profond entre le pectiné et le vaste interne, puis entre le premier et le second adducteur. Elle est d'abord antéro-postérieure, puis verticale. Elle donne en général : 1° *les deux circonflexes* qui contournent le fémur, l'une en dehors, l'autre en dedans, et vont toutes les deux à la partie postérieure de la cuisse ; 2° *la grande musculaire* oblique en bas et en dehors, destinée au triceps ; 3° enfin *les trois perforantes.*

Dans les profondeurs de la région, on voit l'*obturatrice,* qui, au sortir de la gouttière et derrière l'obturateur, se divise en deux branches. Les artères tégumenteuse et honteuse ont été déjà signalées.

La veine fémorale, qui est très volumineuse, est contenue dans la même gaîne que l'artère, dont elle partage les rapports généraux. A trois centimètres avant de s'enfoncer sous l'arcade crurale elle reçoit l'embouchure de la saphène interne, embouchure pourvue d'une valvule ; ce qui fait que ce vaisseau peut acquérir de grandes dimensions en devenant variqueux et donner lieu à des erreurs de diagnostic. *J.-L. Petit* [1] fit enlever un brayer à une servante d'auberge pour une tumeur de ce genre. La veine crurale charrie tout le sang veineux du membre inférieur ; mais si elle venait à être grièvement lésée ou obstruée, faudrait-il avec *Gensoul* de Lyon lier l'artère ou désarticuler la cuisse ? Evidemment non, parce que *Sappey*, *Verneuil* et *Richet* nous ont appris que la circulation centripète pouvait se continuer à la faveur des anastomoses qui existent entre les veines du bassin et celles du membre inférieur par les circonflexes, les honteuses externes et les ischiatiques. *Roux* et *Blandin* étaient plus dans le vrai en conseillant la ligature de la veine crurale.

Le nerf crural sort de la cavité abdominale à côté des vaisseaux fémoraux mais en dehors d'eux. La situation respective de ces organes est, en allant de dehors en dedans, le nerf, l'artère, la veine. Il se trouve logé dans la gaîne du psoas, qu'il perfore ensuite pour donner des rameaux divergents à la paroi et aux muscles. Deux de ces rameaux, le *saphène interne* et *son accessoire* perforent la gaîne vasculaire et cheminent de compagnie avec l'artère jusqu'à l'anneau du troisiéme adducteur.

1 *Petit* (*Jean-Louis*) naquit à Paris en 1674. Comme l'anatomiste *Littre* demeurait dans la maison du père, il prit goût pour les dissections. Il étudia ensuite la chirurgie sous *Mareschal*. Il se fit une réputation européenne comme opérateur. « Il eût créé la chirurgie, dit M. Lesne, si elle n'eût pas été connue ; il en a été le flambeau pendant sa vie. » Il mourut âgé de 76 ans après avoir été de l'Académie des Sciences et professeur royal des Ecoles.

Les vaisseaux lymphatiques, très nombreux, se rendent dans des ganglions ovoïdes distingués en superficiels et profonds. Parmi les superficiels, ceux qui occupent le bas de la région ont leur axe vertical et recouvrent les vaisseaux du membre. Ils sont le rendez-vous des lymphatiques venus des confins du membre inférieur. Ceux, au contraire, qui sont situés au voisinage de l'arcade, ont leur grand axe horizontal et reçoivent les lymphatiques de l'anus et des parties génitales. Aussi la position et la forme de l'engorgement permettent-ils à un œil exercé de reconnaître le siége de la lésion.

Les ganglions profonds sont sous-aponévrotiques et reçoivent des vaisseaux qui viennent des superficiels en perforant l'aponévrose. A leur tour, ils donnent naissance à d'autres vaisseaux qui enlacent l'artère et la veine crurale et se rendent aux ganglions iliaques et lombaires.

Tous les organes sous-aponévrotiques sont environnés d'une couche de tissu cellulaire plus abondante autour des vaisseaux et sans communication avec la couche superficielle. Lorsque ce tissu s'enflamme et s'abcède, il donne naissance à des collections purulentes dont le diagnostic est souvent difficile et le pronostic toujours sérieux. Je me souviens d'avoir vu M. le professeur *Bouisson,* à sa clinique, enfoncer profondément un bistouri dans cette région pour un abcès présumé. Cette ponction n'amena que quelques gouttes de sang. Déjà les élèves croyaient à une erreur de diagnostic. Le chirurgien prenant un bistouri plus long et l'ayant enfoncé plus avant, un flot de pus vint dessiller les yeux des incrédules.

Gaîne des vaisseaux fémoraux. — La partie supérieure ou inguinale de cette gaîne présente une ouverture, des parois et le contenu.

L'ouverture, qu'on ne peut voir par l'abdomen qu'après avoir décollé le péritoine, a une forme triangulaire. Son *bord antéro-supérieur* mousse, arrondi est formé par l'union de l'arcade avec le fascia transversalis. Le *bord postéro-inférieur* est formé par la crête pubienne tranchante dans l'os dénudé, mais arrondie sur le cadavre et le vivant par le ligament pubien de Cooper. Celui-ci est dû à la convergence de l'aponévrose périnéale supérieure, du feuillet profond de l'aponévrose fémorale et du ligament de Gimbernat. Le *bord externe* est formé par la gaîne iliaque.

L'angle supéro-externe résulte de la rencontre de l'arcade et de la gaîne iliaque. — L'*inféro* ou *postéro-externe* est souvent à peine marqué. L'*interne* est formé par la rencontre de l'arcade et du pubis. Son aire est occupée par le ligament de Gimbernat triangulaire, à base externe concave et tranchante et dont le côté inférieur vient s'insérer, non sur la crête du pubis, mais sur le ligament de Cooper. Dans la station debout, ce ligament est horizontal. Quant à sa structure, il est formé par l'arcade crurale et fortifié par des plans fibreux voisins. Il présente quelques éraillures par où passent des vaisseaux et par où peuvent aussi se hernier et s'étrangler les intestins, comme l'a démontré le professeur *Laugier*.

Des parois de cette gaîne, l'*antérieure* est formée par la lame superficielle de l'aponévrose fémorale ; elle se fixe en haut à l'arcade et au bord concave du ligament de Gimbernat qu'elle renforce, descend au devant des vaisseaux entre les saillies du psoas et du pectiné. Quelques auteurs ont nié son existence dans son tiers interne, mais c'est par imperfection de dissection, car elle existe réellement, seulement elle est lâche, celluleuse et criblée de trous, autrement dit c'est le *fascia crebriformis*, dont les fibres se laissent aisément distendre par les hernies qui prennent alors une forme globuleuse surtout chez la femme.

La paroi postéro-interne forme un plan incliné, qui regarde en avant et en dehors ; elle est formée par le feuillet de l'aponévrose fémorale qui passe en arrière des vaisseaux et en avant du pectiné, en haut, elle s'insère au ligament de Cooper, et en dedans elle se continue directement avec la paroi antérieure.

La paroi externe est constituée par la portion d'aponévrose fémorale qui tapisse la face interne de la gaîne du psoas, et par cette gaîne, elle va en haut former le bord externe de l'ouverture ; inférieurement elle disparaît peu à peu en fusionnant avec les autres.

Les organes contenus dans cette gaîne sont l'artère et la veine fémorale, des vaisseaux et des ganglions lymphatiques, un filet du nerf génito-crural et quelquefois du tissu adipeux. L'artère est en dehors, la veine au milieu, les lymphatiques en dedans ; il arrive parfois que l'on trouve des lymphatiques au devant des fleuves fémoraux.

Deux cloisons celluleuses, allant de la paroi antérieure de la gaîne à la postérieure, se placent l'une entre l'artère et la veine, et l'autre entre la veine et les lymphatiques. Cette dernière très fine devient bien apparente dans les hernies. De là trois loges secondaires : une externe ou artérielle, une médiane ou veineuse et une interne ou lymphatique, comme les a désignées *Thompson*. C'est cette dernière qui a reçu le nom d'*infundibulum* ou *entonnoir crural*, dont nous allons parler, en suivant la bonne description qu'en a donné M. Richet.

Entonnoir crural. — Ce canal a réellement, en effet, la forme d'un entonnoir, comme l'a dit *A. Cooper*, à forme prismatique et triangulaire. D'une longueur qui varie entre trois et quatre centimètres, sa largeur est de sept à 8 millimètres, son grand axe est un peu oblique de haut en bas, d'arrière en avant et de dedans en dehors ; autrement dit il décrit une légère courbe dont la concavité semble vouloir embrasser le bord inférieur de l'arcade. Tous les auteurs sont unanimes aujourd'hui pour lui considérer une base, trois parois, un sommet et une cavité, sans oublier ses rapports avec les parties voisines.

Base. — Cette base ou embouchure n'est que la partie interne du grand orifice de la gaîne fémorali-vasculaire que nous venons de passer en revue. Elle est irrégulièrement triangulaire, et formée en dedans par le bord concave du ligament de Gimbernat, en avant par le ligament de Fallope, en arrière par le ligament pubien de Cooper, en dehors par la veine fémorale.

Sur le cadavre, quand on a enlevé tous les tissus en dehors comme en dedans de la cavité abdominale, cette base est ouverte et permet facilement l'introduction du doigt. Mais sur le vivant il n'en est pas ainsi. Elle est oblitérée par le péritoine et sa doublure celluleuse ainsi que par une toile cellulo-fibreuse assez solide, dont *J. Cloquet* a laissé une bonne description et à laquelle il a donné le nom de *septum crurale*. De l'opinion de *Thompson*, le fascia transversalis ne s'arrêterait pas inférieurement à l'arcade crurale, mais la contournerait en bas et irait se jeter au devant des vaisseaux, en doublant la paroi antérieure de leur gaîne. A la rigueur cela peut être démontré pour la portion artérielle et veineuse de cette enveloppe ; quoiqu'il en soit, il est bien certain que la base, c'est-à-dire l'orifice de cette dernière gaîne n'est pas obturée. Il n'en est pas de même de la loge lymphatique, car en ce point le fascia transversalis se prolonge bien évidemment au-dessous de l'arcade, mais au lieu de s'engager dans la cavité de l'entonnoir, il s'insère sur toute la circonférence de l'orifice et forme ainsi une quatrième paroi ou base, qui est criblée de trous pour le passage des vaisseaux lymphatiques de la cuisse dans la cavité abdominale. Cette toile cellulo-fibreuse, qui renferme quelques petits ganglions dans son épaisseur, constitue *le septum crurale*. Doublée du péritoine et de son fascia propria, elle oppose une barrière aux intestins, qui, sans elle, trouveraient une issue naturelle pour faire irruption au dehors, et les hernies seraient beaucoup plus fréquentes.

Parois. — Elles nous sont déjà connues par l'étude de la gaîne des vaisseaux fémoraux. L'*antérieure* est formée par le fascia crebriformis ; l'*externe* par la paroi celluleuse qui sépare la loge lymphatique de la loge veineuse ; enfin le feuillet profond de l'aponévrose fémorale qui recouvre le pectiné constitue la *paroi postérieure*.

Sommet. — Ces trois parois en convergeant les unes vers les autres viennent se réunir et former un cul-de-sac au confluent de la saphène interne. Si on enlève cette veine, le sommet devient un orifice, auquel *Scarpa* a donné le nom de *fosse ovale* et *Hesselbach* le nom de *lacune externe* ; mais cette ouverture n'est pas libre, on y trouve le *repli falciforme* d'*Allan Burns*, qui s'implante sur la gaîne du pectiné, se replie sur lui-même et forme un arc saillant à concavité inférieure et interne. C'est une dépendance du fascia crebriformis.

Cavité. — Naturellement délimitée par les parois que nous lui connaissons, l'intérieur de cette cavité est nécessairement conique. Elle est obliquement dirigée en bas et en avant, de la profondeur à la surface, puisque son sommet, qui est au confluent de la saphène et de la veine fémorale, est presque sous-cutané, tandis que sa base se cache sous l'extrémité interne de l'arcade crurale. On y rencontre des vaisseaux lymphatiques, qui y ont pénétré par le fascia crebriformis et qui vont à leur tour perforer le *septum crurale*, pour entrer dans la cavité pelvienne ; on y voit aussi quelques ganglions rougeâtres et une graisse diffluente.

C'est toujours par l'intérieur de cet infundibulum que se font les hernies crurales. En effet la base des deux loges artérielle et veineuse, quoique dépourvue de septum, est très solidement fermée par les deux gros vaisseaux qu'elle laisse passer, et par l'adhérence intime de ces vaisseaux au pourtour de l'ouverture, tandis qu'au contraire les vaisseaux lymphatiques ne remplissant pas, à beaucoup près, la cavité de l'entonnoir, celui-ci offre une voie facile à l'irruption des intestins, malgré le septum crurale, et c'est pour cela qu'il est toujours le siége des hernies crurales.

Rapports du canal crural. — *L'artère épigastrique*, qui croise l'arcade crurale, reste toujours en dehors de l'embouchure de l'infundibulum et n'a avec elle que des rapports éloignés et peu importants.

Quant à l'*obturatrice*, si elle sortait toujours de l'hypogastrique, le chirurgien n'aurait pas à s'en préoccuper dans l'opération de la hernie crurale étranglée ; mais très souvent et presque aussi souvent, elle provient de l'iliaque externe, d'où elle naît par un tronc commun avec l'épigastrique. Or ce tronc peut être court ou long. S'il est court, l'artère obturatrice marche d'abord en dedans parallèlement à l'arcade crurale, derrière laquelle elle est située, puis se coude sur l'angle interne de l'anneau crural et devient parallèle au bord concave du ligament de Gimbernat qui est situé au devant d'elle.

Si le tronc commun est plus long, l'obturatrice vient alors d'un point plus élevé et plus intime ; elle descend ensuite verticalement derrière le ligament de Gimbernat et se comporte comme dans le cas précédent, avant de se rendre au trou obturateur.

Dans le premier cas, la présence de cette artère rend dangereux le débridement du bord antérieur et de l'angle interne de l'anneau ; dans le second, le débridement de l'angle interne.

Quand par hazard l'artère obturatrice prend directement sa source dans la fémorale elle se rend à destination sans se rapprocher de l'anneau crural, il est donc inutile d'y insister au point de vue de la kélotomie.

Dupuytren débridant en haut et en dehors voulait ainsi éviter l'épigastrique, qui est parallèle à cette direction. — En faisant directement son incision en haut, *Arnaud* aurait, dit-on, blessé deux fois l'artère spermatique. — *Gimbernat* et *Boyer* opéraient vers l'angle interne. — Enfin *Verpillat* a conseillé de nos jours et avec beaucoup de raison de sectionner directement en bas le ligament pubien de Cooper. — *Vidal* a préconisé les débridements multiples.

Mais les dissections anatomo-pathologiques sont venues jeter un nouveau jour sur cette question du débridement. Il est démontré en effet que cet anneau crural n'est jamais le siége de l'étranglement, que c'est au contraire le collet du sac qui forme le lien constricteur de l'organe hernié ; la section de ce collet suffit donc pour faciliter la rentrée de l'intestin.

C'est par l'*entonnoir crural* que se fait l'immense majorité des hernies crurales. Cependant quelques-unes, très rares à la vérité, peuvent se faire par la gaîne vasculaire ; d'autres aussi à travers les fibres du ligament de Gimbernat. De là la distinction proposée par *Velpeau* en *hernies crurales externes*, *moyennes* et *internes* ; les secondes étant de beaucoup les plus fréquentes.

A ces dernières on distingue trois degrès : dans le premier, l'intestin détruit simplement le septum crurale et se moule en entier dans l'infundibulum. Dans ce cas, pas de collet, pas d'étranglement possible et souvent guérison spontanée. Dans le second, l'intestin refoule ou traverse le fascia crebriformis pour s'étaler au-dessous de la peau ; collet et étranglement possibles. Dans le troisième cas, qui est assez rare, l'intestin se porte en haut et en dehors entre l'arcade crurale et le pli articulaire pour deux raisons :

1° A cause des adhérences du fascia superficialis et de l'aponévrose au niveau de la saphène ;

2° A cause des mouvements de flexion de la cuisse : le collet et l'étranglement sont toujours, dans l'espèce, au niveau du fascia crebriformis.

Par conséquent, c'est d'ordinaire la paroi antérieure de l'infundibulum qui étrangle l'intestin, excepté dans les cas rares de hernies crurales internes, dans lesquelles c'est le ligament de Gimbernat, qui peut faire l'office de lien constricteur. D'où il résulte que les craintes relatives aux anomalies artérielles sont chimériques, et que tous les appareils ou procédés, inventés pour les éviter sûrement, sont inutiles.

Si sur le vivant, on a cru souvent débrider l'anneau, on n'a débridé que le crebriformis, car le siége de l'étranglement est presque toujours tiraillé en haut et en arrière par les mouvements de l'intestin et les manœuvres du taxis.

Cette région acquiert encore de l'importance au point de vue médico-chirurgical par la présence des collections purulentes. Il arrive souvent, en effet, que les abcès par congestion qui par leur origine sont symptomatiques, et froids par leur marche, désignés par *Gerdy* sous le nom de *migrateurs*, viennent y faire tumeur. Le pus descendu des vertèbres lombaires, où il prend sa source, fuse dans la gaîne du psoas et détruisant peu à peu le tissu cellulaire qui unit les fibres de ce muscle, il arrive dans la fosse iliaque interne où il séjourne à cause de l'horizontalité de cet endroit. Mais à mesure que le pus augmente, le fascia iliaca lui oppose une forte résistance ; il reprend alors sa marche descendante et vient franchir l'arcade fémorale tantôt en décollant la gaîne du psoas-iliaque, tantôt à la faveur des vaisseaux fémoraux ou du canal crural. Il forme alors une tumeur plus ou moins considérable vers la partie interne et supérieure de la cuisse. Bridée par l'aponévrose fémorale en avant, il arrive quelquefois que la collection s'ouvre dans l'articulation coxo-fémorale et produit alors les désordres de la coxalgie.

Squelette. — Il est représenté par deux os, l'un plat et l'autre long. L'un et l'autre, dans leur genre respectif, sont les plus gros du corps humain. De leur assemblage il résulte une articulation énarthrodiale typique.

L'os coxal ou iliaque est creusé d'une cavité dite *cotyloïde* qui est hémisphérique et d'un diamétre de cinq centimètres environ. Bordée d'un bourrelet ostéo-fibro-cartilagineux, elle présente sur son pourtour trois échancrures et son intérieur est tapissé d'un cartilage articulaire.

La tête du fémur est un peu plus sphérique que la cavité cotyloïde dans laquelle elle va s'emboîter ; à l'état frais elle la remplit exactement parce qu'elle est encroûtée de cartilage plus épais au centre que sur les bords, à l'inverse de de ce qui existe pour la cavité.

Ces deux surfaces sont réunies entr'elles par le ligament rond, qui s'insère au fond de la cavité acetabulaire et sur les bords de l'échancrure inférieure par où s'engagent les vaisseaux articulaires. Ce ligament se fixe ensuite sur une petite dépression qui se trouve sur le tiers inféro-interne de la demi circonférence verticale de la tête du fémur.

Le col du fémur, qui soutient la tête, est étroit vers sa partie moyenne et évasé à ses deux extrémités. Chez l'adulte et à l'état normal son axe forme avec l'horizon un angle de 45°. Mais chez la femme et chez le vieillard il a une direction plus horizontale.

Les surfaces articulaires sont maintenues en place par une capsule fibreuse solide et résistante. Elle s'insère en haut sur la base du sourcil cotyloïdien et en bas sur toute la circonférence du col du fémur, en s'arrêtant à sa partie moyenne en arrière, tandis qu'en avant elle se prolonge jusqu'à la ligne oblique qui unit les deux trochanters. Cette capsule affecte en avant la forme d'un faisceau à fibres parallèles qui semble distinct et qui va de l'épine iliaque antéro-supérieure au petit trochanter ; on lui a donné le nom de *ligament de Bertin* [1].

La synoviale, après avoir tapissé toute la face interne de la capsule, se réfléchit sur le col du fémur, revêt toute la

[1] *Bertin* naquit en 1712 tout près de Rennes. Il vint étudier à Paris et s'adonna à l'étude de l'anatomie. Ses démêlés avec Ferrein, au sujet de de plusieurs questions d'anatomie, lui ont valu une certaine célébrité.

tête et à la faveur du ligament se déjette sur la cavité qu'elle enveloppe.

Avec cette articulation tous les mouvements sont possibles ; abduction et adduction, flexion et extension, circumduction et rotation. La flexion est celui de tous ces mouvements, qui est le plus étendu. L'extension est limitée au maximum de tension du ligament de Bertin. Quel que soit le mouvement que le membre exécute, il est à noter que les surfaces articulaires sont toujours en contact, sous peine de luxation.

La région de l'aine prend donc son point d'appui sur l'articulation coxo-fémorale d'une part, et de l'autre sur les branches horizontale et descendante du pubis.

RÉSUMÉ DE LA RÉGION INGUINO-CRURALE.

Position et **limites.** — Deux étages : *Inguinal* et *crural*,

Anatomie des formes. — Plis. — Reliefs musculaires.

Couches anatomiques. — Couches communes aux deux étages :

1° *Peau.* — Direction à donner aux incisions.

2° *Couche sous-cutanée.* — Deux lames : superficielle, profonde.

Vaisseaux et nerfs.

Région inguinale ou Etage supérieur.

Couches anatomiques particulières à cette région :

1° *Lame celluleuse.*

2° *Aponévrose du grand oblique.*

Arcade crurale. — Bandelette iléo-pectinéale. } Arcade crurale profonde.
Ligament de Gimbernat. }
Piliers de l'anneau inguinal externe.
Ligament de Colles.
Fibres en sautoir de Velpeau.
Ventrier des auteurs.

3° *Couche musculaire* formée par le petit oblique et le transverse.

4° *Fascia transversalis.*

5° *Péritoine.* — *Fascia propria.*

Entre ces deux fascia se trouvent l'artère circonflexe iliaque et l'épigastrique qui donne trois rameaux.

Fossettes inguinales. — Externe. — Moyenne. — Interne.

Canal inguinal. — *Son trajet,* — Son contenu.

Ses parois : inférieure, supérieure, antérieure, postérieure.

Orifices : Inférieur ou externe,
Supérieur ou profond.

Considérations chirurgicales. — Hernies. — Leur classification.

Région crurale ou Etage inférieur.

Muscles :

Plan superficiel : Tenseur du fascia lata,
Couturier,
Premier adducteur,
Droit interne.

Triangle de Scarpa : Son périmètre.
Muscles psoas et pectiné.

Plan profond : Droit antérieur,
Deuxième et troisième adducteurs,
Obturateur externe.

Aponévrose fémorale ou *fascia lata.* — Elle engaîne les muscles et le paquet vasculaire et nerveux.

Vaisseaux. — Artère fémorale. — Situation. — Trajet. — Rapports.

Artère fémorale profonde donne : Les deux circonflexes,
La grande musculaire,
Les trois perforantes.

Obturatrice. — Artères tégumenteuse et honteuse.

Veine fémorale.

Nerfs. — Nerf crural : Le saphène interne,
L'accessoire.

Vaisseaux lymphatiques. — Superficiels. — Ganglions. — Leur disposition géométrique.
Profonds.

Tissu cellulaire.

Gaîne des vaisseaux fémoraux.

Ouverture ou base. — Forme triangulaire. — Ses trois côtés. — Ses trois angles.

Parois. — Antérieure. — Postéro-interne. — Externe.

Cloisons qui divisent cette gaîne en trois loges. — Organes contenus dans ces loges.

Entonnoir crural. — Prismatique. — Direction. — Dimensions.

Base. — Septum crurale.

Parois.

Sommet. — Fosse ovale de Scarpa, ou lacune externe d'Hesselbach.
Repli falciforme d'Allan Burns.

Cavité. — Siége habituel des hernies crurales.

Rapports de l'entonnoir crural. — Avec les artères épigastrique et obturatrice.

Sens du débridement dans la kélotomie.

Distinction des hernies crurales.

Squelette de la région. — Articulation coxo-fémorale, énarthrose.

RÉGION FESSIÈRE

OU

PELVI-TROCHANTÉRIENNE

Le segment du corps humain, vulgairement connu sous le nom de **fesse**, est une région toute naturelle située en arrière du bassin et en haut du membre inférieur.

Limites.—Nettes et bien accentuées elles circonscrivent un espace quadrangulaire dont le bord supérieur est formé par le contour de la crête de l'os des îles depuis l'épine antéro-supérieure jusqu'à l'articulation sacro-iliaque ; le bord interne est constitué par la gouttière sacrée. Le pli de la fesse limite en bas la région qui se trouve bornée en dehors par une ligne tirée de l'épine iliaque supérieure au grand trochanter. Les deux bords supérieur et inférieur sont courbes et se regardent par leur concavité.

Anatomie des formes. — Cette région a une forme rebondie beaucoup plus accentuée chez la femme que chez l'homme pour trois raisons : 1° à cause de la plus grande quantité de graisse ; 2° à cause du plus grand diamètre transversal du bassin ; 3° à cause de la plus faible obliquité du col du fémur qui reporte plus en dehors le grand trochanter. Cette forme est naturellement plus prononcée chez les obèses que chez les maigres. Chez ceux-ci on peut constater trois reliefs osseux dus au grand trochanter situé en bas et en dehors, à la tubérosité ischiatique en bas et en dedans et enfin à la crête iliaque en haut.

En dehors du grand trochanter,on aperçoit une gouttière longitudinale parallèle à l'axe du corps, moins prononcée chez les personnes adipeuses, plus profonde dans l'extension de la cuisse et pendant la contraction des fessiers. Dans les luxations du fémur en arrière, la tête de cet os vient se placer en face de cette dépression où on peut la sentir.

Enfin à la limite inférieure de la région, on voit le pli de la fesse constitué par le bord inférieur du grand fessier ; il est d'autant plus profond que les sujets ont plus d'embonpoint. Dans les luxations de la tête fémorale ce pli ne disparaît jamais, il se déforme seulement en suivant la direction des mouvements de l'os déplacé.

Couches anatomiques. — 1° *La peau* souple, glabre, dense, épaisse, très extensible a quelquefois un aspect chagriné. Elle renferme un grand nombre de follicules sébacés et de petites veinules, aussi est-elle le siége de prédilection des furoncles et des anthrax.

2° *La couche sous-cutanée* est formée de fibres lamineuses s'entrecroisant dans tous les sens et limitant des aréoles dans lesquelles sont renfermés des pelotons adipeux qui viennent faire hernie à la moindre incision de la peau. L'abondance de cet élément fait nécessairement varier l'épaisseur de cette couche qui peut arriver à des dimensions incroyables, comme, par exemple, chez les femmes de la tribu des *Boschimans* au pays des Hottentots. *Rembrandt* lui attribuait aussi un grand développement dans ses tableaux.

Cette couche, par son épaisseur, est destinée à amortir les chocs ou la pression dans la station assise ; c'est pour cela que *Rabelais* [1] appelait la fesse : *coussinière fécale* ; par elle aussi les lipômes et les phlegmons, qui s'y développent, peuvent aisément acquérir une grande extension.

Ce tissu cellulo-adipeux en arrivant au devant des saillies osseuses, se dépouille de sa graisse et se confond avec les feuillets pour donner naissance à une bourse muqueuse, comme Velpeau l'a indiqué. Cette absence de graisse explique la formation des escharres au niveau du grand trochanter et de la tubérosité ischiatique dans les maladies de longue durée, la fièvre typhoïde, la paraplégie, etc.

3° *L'aponévrose*, qui pratiquement est peu importante, s'insère au sacrum et sur le pourtour de la crête iliaque. Elle commence d'abord par un feuillet lamelleux dont les fibres en recouvrant le grand fessier se condensent peu à peu et marchent vers le grand trochanter où elles finissent par se confondre avec le fascia lata. Elle engaîne tout le grand fessier et de la face musculaire de chacun de ses feuillets partent des tractus celluleux qui séparent les fibres musculaires en gros faisceaux. Pour bien disséquer ce mus-

[1] *Rabelais* était originaire de la Touraine, où il naquit au commencement du XVIe siècle. Il fut reçu bachelier en médecine à Montpellier en 1530 ; ce n'est qu'en 1537 qu'il fut reçu docteur dans cette Faculté, où l'on fait encore voir la robe rouge qu'il a porté. Il avait déjà fait paraître son fameux Pantagruel. Il mourut à Paris vers l'âge de 65 ans.

cle, il est indispensable de sectionner ces cloisons celluleuses dans le sens de la direction des fibres et au fond des sillons interfasciculaires.

En bas cette aponévrose va se fixer au ligament sacro-sciatique et à l'aponévrose du releveur de l'anus.

En haut et en dehors elle va recouvrir le moyen fessier sur sa face superficielle.

4° **Muscles.**—Les muscles de cette région sont très développés chez l'homme en raison de la station bipède à laquelle ils sont destinés et pour laquelle ils ont besoin de développer beaucoup d'énergie, tandis que chez les animaux qui marchent à quatre pattes ils sont comparativement beaucoup moins forts, comme l'a fait remarquer *Blandin*.

Ils sont disposés sur trois couches juxtaposées :

Première couche. — Elle est uniquement composée du *grand fessier*. Quadrangulaire, large et épais, ce muscle s'insère en haut à la partie inférieure de l'aponévrose du muscle sacro-spinal, à la partie la plus reculée de la fosse iliaque externe, au-dessus de la ligne courbe supérieure de l'os iliaque, à la face postérieure du sacrum, du coccyx et du ligament sacro-sciatique. De ces insertions multiples les fibres musculaires se dirigent parallèlement en bas, en avant et en dehors et se fixent sur un tendon aplati, lequel s'attache sur la branche externe et supérieure de la ligne âpre du fémur. Par sa face profonde il recouvre les os qui lui fournissent des insertions, les muscles moyen fessier, pyramidal, jumeaux, carré, obturateur interne, ceux qui s'insèrent à la tubérosité ischiatique, et les vaisseaux et nerfs de la région.

Extenseur du bassin sur la cuisse et réciproquement, il est aussi rotateur du membre pelvien en dehors. A ce double titre le grand fessier est l'agent le plus énergique de l'attitude bipède, et c'est son développement prédominant dans la race humaine qui donne à la saillie de la fesse cette rotondité remarquable qu'on lui connaît.

Entre son tendon et le fémur il existe une bourse synoviale, qui sert à favoriser le glissement des parties les unes sur les autres. Elle peut devenir le siége d'hygroma ou d'abcès dont le pus peut amener la carie du grand trochanter. *Pétrequin* en rapporte deux cas dans son mémoire sur les résections du membre inférieur.

Pareille disposition se retrouve sous ce muscle au niveau de la tubérosité ischiatique.

Deuxième couche. — Celle-ci, composée de plusieurs muscles, est séparée de la précédente par l'enveloppe nacrée et résistante du moyen fessier de laquelle se détache une lame cellulo-fibreuse qui recouvre tous les organes contenus dans ce plan et qui est aréolaire, très susceptible de s'infiltrer à cause des communications qu'elle affecte avec celle des régions voisines et de la cavité pelvienne.

Après avoir minutieusement enlevé cette atmosphère, on découvre les muscles qui, partis du trochanter, vont s'iradier à la manière d'un éventail vers les différents points du pelvis : d'où le nom de *région pelvi-trochantérienne* qui, je crois, est bien justifié.

Ces muscles sont au nombre de cinq :

1° *Le moyen fessier*, plus petit et moins étendu que le précédent, est en grande partie masqué par lui. Il s'insère à la partie antérieure de la crête iliaque, à la face externe de cet os dans l'intervalle des deux lignes courbes et à la face profonde de l'aponévrose qui lui vient du grand fessier. De tous ces points ses fibres convergent en bas vers le grand trochanter où elles s'attachent à l'aide d'un tendon aplati. Son bord postéro-inférieur est en rapport avec le bord antéro-supérieur du pyramidal, vaisseaux et nerfs entre deux.

Ce muscle est un peu extenseur mais surtout abducteur de la cuisse. Il joint son action à celle du précédent dans la station bipède ; cependant il déploie une puissance plus considérable que le grand fessier dans la station unipède, parce que le poids du tronc doit être tout entier ramené sur le membre qui touche terre.

Dans les fractures de l'os iliaque, sa contraction peut amener le déplacement des fragments ; dans les luxations coxo-fémorales elle tend à remonter le fémur.

2° *Le pyramidal*, né dans la cavité pelvienne par des insertions à la face antérieure du sacrum et au grand ligament sacro-sciatique, réunit toutes ses fibres convergentes et pénètre dans la région par le grand trou sciatique pour aller se fixer dans la cavité digitale du grand trochanter. Sa face profonde repose sur l'articulation ; son bord inférieur s'applique sur le jumeau supérieur en laissant un passage pour les vaisseaux et nerfs sciatiques.

Il est rotateur de la pointe du pied en dehors.

3° et 4° *Les deux jumeaux*, que *Chaussier* [1] regardait comme ne formant qu'un seul muscle l'*ischio-trochantérien*, sont distingués de nos jours en supérieur et inférieur : le premier s'insère à l'épine sciatique, et l'inférieur à la tubérosité de l'ischion. Leurs faisceaux musculaires forment une gouttière dans laquelle vient déboucher le tendon de l'*obturateur interne* sorti des profondeurs du bassin par la petite échancrure sciatique. Les fibres des jumeaux s'insèrent sur ce tendon qui va s'implanter dans la cavité digitale du grand trochanter, quelquefois en fusionnant avec le tendon du pyramidal.

En passant sur la tubérosité sciatique ce tendon est pourvu d'une bourse synoviale qui facilite ses mouvements.

Ces deux muscles sont rotateurs du membre en dehors. Ils sont croisés par les vaisseaux et nerfs sciatiques.

5° *Le carré de la cuisse* est situé au-dessous des jumeaux ; il est quasi rectangulaire. Il s'insère au bord externe de la tubérosité ischiatique, se dirige transversalement vers la ligne qui va du grand au petit trochanter, où il se fixe.

Comme les quatre précédents il est rotateur en dehors.

[1] *Chaussier*, né à Dijon en 1746, se fit recevoir docteur en 1780 à l'Université de Besançon. Ses travaux et ses succès dans l'enseignement l'ont placé au rang des médecins les plus distingués de son temps. Lors de la création de l'Ecole de Santé, à la réforme de laquelle il avait concontribué par ordre de la Convention, il occupa la chaire d'anatomie et de physiologie. En 1804 il fut nommé professeur de chimie à l'Ecole Polytechnique, et en 1822 lorsque l'Ecole de Médecine fut désorganisée, il fut un des proscrits. Il mourut en 1828 après avoir été de l'Institut et de l'Académie de médecine.

Ce même plan renferme un élément fibreux très important, le *grand ligament sacro-sciatique*. Il procède des parties latérale et postérieure du sacrum et du coccyx pour aller s'attacher à la lèvre interne de la tubérosité sciatique et de la branche ascendante de l'ischion. Sa direction est oblique de haut en bas, d'arrière en avant et de dedans en dehors. Il transforme la grande échancrure sciatique en un trou par lequel les projectiles peuvent aisément s'introduire dans la cavité pelvienne. Son bord externe délimite avec le bord inférieur du pyramidal et le bord supérieur du carré crural un triangle dans lequel débouche l'artère ischiatique.

Troisième couche. — Celle-ci ne renferme qu'un muscle de médiocre importance. C'est le *petit fessier* qui occupe la fosse iliaque externe où il s'insère depuis la ligne courbe inférieure jusqu'à la cavité cotyloïde et se porte obliquement en bas sur un tendon qui glisse à la faveur d'une synoviale sur le grand trochanter et finit par s'y insérer sur le bord antérieur. Son bord antérieur est uni au moyen fessier, son bord postérieur est sous-jacent et parallèle au muscle pyramidal. Son action est absolument analogue à celle du moyen fessier, seulement elle est moins puissante à cause de son plus petit volume.

Ce muscle enlevé, il ne reste plus que l'article, le petit ligament sacro-sciatique et le tendon de l'obturateur externe placé sous le jumeau inférieur et le carré de la cuisse.

Vaisseaux. — La région fessière est vascularisée par deux artères principales et leurs subdivisions, ce sont : la *fessière* et l'*ischiatique* ; une troisième, la *honteuse interne* n'y apparaît pour ainsi dire qu'accidentellement, et rentre de suite dans le bassin.

M. le professeur *Bouisson*, notre maître, dans un travail justement célèbre, a donné la meilleure description qu'il existe de ces artères. C'est à lui que nous empruntons ce que nous allons en dire.

L'artère fessière ou *iliaque postérieure* est la plus considérable des branches terminales de l'hypogastrique ; placée sur le plan postérieur elle décrit une courbe à concavité dirigée en arrière, s'engage entre le nerf lombo-sacré et le premier nerf sacré et sort du bassin par la partie supérieure de la grande échancrure sacro-sciatique entre le pyramidal et le rebord osseux ; ce point d'émergence correspond à peu près au milieu de la courbure de la grande échancrure. Il ne faut pas l'oublier, parce que c'est là seulement que le tronc de cette artère peut recevoir une ligature. Il résulte, en effet, des nombreuses mensurations faites par *M. Bouisson* à ce sujet, que ce point d'émergence a une position à peu près constante sans différence appréciable entre l'homme et la femme. Il est situé à une distance de dix à onze centimètres de l'épine iliaque antérieure et supérieure, de six à sept centimètres de l'épine iliaque postéro-supérieure et à une distance de neuf à dix centimètres de la partie la plus élevée de la crête iliaque ; d'où il résulte qu'on peut sûrement et hardiment aller lier le tronc de l'artère en ce point.

Immédiatement à sa sortie de l'échancrure où elle est recouverte par le grand fessier et adjacente au nerf fessier supérieur, la fessière fournit ses branches de terminaison qui se séparent au niveau du bord postérieur du petit fessier ; l'une est superficielle, l'autre profonde.

La première se rend entre les muscles grand et moyen fessier où elle s'épuise en ramuscules dans leur épaisseur.

La profonde se porte entre le moyen et le petit fessier, envoie un rameau nourricier à l'os iliaque et se divise en trois rameaux secondaires : le supérieur remonte en avant, décrit une courbe à concavité supérieure et parallèle à l'insertion iliaque du petit fessier; le moyen, plus volumineux, se transporte transversalement en dehors sur le petit fessier dont il est séparé par une épaisse couche de graisse, et se termine dans le moyen fessier au voisinage de son insertion trochantérienne ; l'inférieur, le plus grêle de tous, descend sur le petit fessier, le perfore, passe entre lui et l'os des îles et va se ramifier dans la capsule de l'articulation coxo-fémorale.

Tous ces rameaux fournissent des artérioles qui pénètrent dans les fessiers, s'inosculent entr'elles et avec celles de l'ischiatique. Et comme en dehors de la région ils s'anastomosent aussi avec la coronaire iliaque et la circonflexe externe, la ligature de la fessière ne saurait compromettre la nutrition de ce département.

L'ischiatique ou *iliaque inférieure*, née aussi de l'hypogastrique, quelquefois de la fessière ou de la honteuse interne, est d'un volume variable, mais généralement plus petit que celui de la précédente. Elle descend presque verticalement au devant du plexus sacré et du muscle pyramidal, sur les côtés du rectum et sort du bassin par la partie inférieure de la grande échancrure sciatique. Ce point d'émergence est situé à trois centimètres de l'artère fessière et dans la direction d'une ligne allant de l'épine iliaque postéro-supérieure à la tubérosité sciatique. Là ce tronc masqué par le grand fessier se trouve entre sa veine satellite et le nerf sciatique dans le triangle formé par le pyramidal, le crural et le grand ligament. Peu après il se divise en plusieurs rameaux qui prennent des directions opposées ; l'un va du côté du coccyx se perdre dans le périnée; l'autre va se rendre au tiers inférieur du grand fessier ; enfin un troisième accompagne le nerf crural, fournit du sang au grand fessier, à l'obturateur interne, aux jumeaux, au carré, donne des anastomoses remarquables avec la circonflexe interne et les perforantes, et finalement se termine dans les muscles postérieurs de la cuisse.

Ces diverses anastomoses expliquent le rétablissement de la circulation après l'oblitération de l'une ou l'autre de ces artères que nous venons de décrire, parce que le cours du sang n'est pas interrompu entre la fémorale ou l'iliaque externe d'une part et l'hypogastrique de l'autre. D'où il suit qu'il ne faudra pas gêner le courant anastomotique par des bandages compressifs après la ligature de l'une de ces artères principales.

La honteuse interne sort de l'hypogastrique et après avoir passé au devant du plexus sacré et du muscle pyramidal, débouche dans la région par la partie inférieure de la grande échancrure dans l'aire du triangle déjà signalé, et en avant de l'artère précédente. Elle se réfléchit sur l'épine sciatique en décrivant une arcade à concavité tournée en avant, puis rentre dans le bassin pour s'enfoncer dans le périnée. Au niveau de cette épine cette artère est recouverte et maintenue par un dédoublement de l'aponévrose de l'obturateur interne, que l'on est obligé d'ouvrir si on veut y porter une ligature. C'est en comprimant cette artère sur la tubérosité que *Travers* se rendit maître d'une hémorrhagie du gland et dont la réitération avait compromis la vie du malade. *M. Richet* émet des doutes à ce sujet

Elle fournit dans la région des rameaux aux jumeaux et à l'obturateur interne. — Bien que cette artère ne fasse qu'apparaître dans la région elle mérite d'intéresser l'anatomiste par sa bizarrerie, et de fixer l'attention du chirurgien parce qu'elle est accessible à ses opérations.

Les veines accompagnent les artères et sont au nombre de deux pour chacune d'elles. Elles sont pourvues de valvules et partant plus volumineuses que les artères auxquelles elles sont intimement unies, ce qui gêne le chirurgien pour la ligature.

Les vaisseaux lymphatiques ne sont pas assez importants pour qu'on s'y arrête longuement. Les superficiels cheminent vers les ganglions inguinaux. Les profonds accompagnent les vaisseaux sanguins et pénètrent avec eux dans le bassin pour s'aboucher dans les ganglions pelviens.

Les nerfs sont sous-cutanés ou intermusculaires.

Les premiers émanent de la branche inguinale externe du plexus lombaire et du petit nerf sciatique issu du plexus sacré ; ils viennent apporter la sensibilité aux téguments.

Les seconds sont les fessiers supérieurs venus du plexus lombo-sacré, les fessiers inférieurs issus du plexus sacré, le nerf honteux interne et le grand nerf sciatique qui mérite d'arrêter un moment notre attention.

Le plus considérable de tous les nerfs du corps par son volume et par sa longueur le nerf sciatique est la véritable continuation du plexus sacré. Il pénètre dans la région fessière par la partie la plus basse du grand trou sciatique, audessous du pyramidal, en dehors de l'artère honteuse interne, dont il se sépare bientôt, traverse en descendant, à peu près vers son milieu, le triangle que nous avons décrit. Il passe sur les deux jumeaux, l'obturateur interne et le carré crural en suivant la gouttière longitudinale qui se trouve entre la tubérosité sciatique et le grand trochanter ; au niveau du milieu du pli de la fesse il commence à s'enfoncer entre les muscles de la région postérieure de la cuisse. C'est en ce point que la méthode endermique doit se pratiquer lorsqu'on veut combattre les maladies de ce nerf.

Squelette. — La charpente osseuse de la région pelvitrochantérienne est toute entière formée par l'os iliaque, les ligaments sacro-sciatiques et la face postérieure de l'articulation coxo-fémorale. Un fait qui me paraît avoir son importance c'est que le grand trochanter est situé sur le milieu de la ligne qui relie l'épine iliaque antérieure à la tubérosité. Ce détail doit être présent à la mémoire du chirurgien quand il se trouve en face d'un déplacement accidentel du fémur.

Considérations chirurgicales.—C'est par la grande échancrure sciatique que les intestins peuvent faire irruption hors de l'enceinte abdominale et former la hernie ischiatique ou *ischiocèle* qui est excessivement rare. Les viscères déplacés fusent entre le grand fessier et la face postérieure du grand ligament sciatique, refoulant en dedans les vaisseaux et nerfs fessiers et sciatique et le paquet honteux en dehors, pour se loger dans l'excavation ischio-rectale. Le docteur *John* est le seul qui ait relaté un cas de ce genre.

On observe fréquemment dans cette région des clapiers purulents qui y ont pris naissance, ou qui y sont venus des parties voisines ou même de fort loin, à cause des larges communications que le tissu cellulaire de la région affecte par la grande échancrure avec celui du bassin. Ainsi les abcès par congestion viennent y faire tumeur après avoir suivi le trajet des vaisseaux et nerfs fessiers.

Je ne dirai rien des luxations coxo-fémorales dans leurs rapports avec la région ; mon cadre est trop restreint ; d'ailleurs les livres classiques le disent mieux que je ne saurais le faire.

Je terminerai ce chapitre par la ligature des artères fessière, ischiatique et honteuse interne suivant les règles précises que *M. Bouisson* nous a données. Je décris ce procédé d'après l'auteur, parce qu'il ne se trouve pas dans tous les livres et qu'assurément il est le meilleur de tous.

Autrefois pour un anévrysme de l'artère fessière on allait à la recherche de l'artère hypogastrique pour la lier. Cette opération grave, hardie, téméraire même, exige des délabrements si considérables et amène des accidents si funestes que les chirurgiens l'ont remplacé de nos jours par une autre plus simple, moins périlleuse, remplissant le même office thérapeutique, j'ai nommé la **ligature de la fessière.**

Le chirurgien, qui veut pratiquer cette opération, doit avoir présentes à la mémoire les mesures que j'ai données plus haut. Il fait coucher son malade sur le ventre, tâte les trois saillies osseuses, et s'étant assuré de cette façon du véritable siége de l'artère fessière, il fait alors une *incision transversale*, de six à sept centimètres de long, dont le milieu correspond au point d'émergence de la fessière. Il divise couche par couche la peau, le tissu sous-cutané, le grand fessier et arrive sur l'aponévrose tangentiellement à la courbe de la grande échancrure. Faisant maintenir les lèvres de la plaie qui s'écartent naturellement, l'opérateur divise l'aponévrose sur une sonde cannelée un peu au-dessous de l'artère dont on peut sentir les battements en explorant le rebord osseux de l'échancrure. Il divise avec le bec de la sonde le tissu cellulaire ambiant, sépare l'artère des veines satellites et éloigne le nerf en dedans. La sonde recourbée et munie d'un fil, ou bien l'aiguille de Deschamps modifiée par M. Courty, peut être alors passée sous l'artère et la soulever sous le rebord de l'échancrure.

C'est là un procédé facile, simple et sûr ; et nous partageons la manière de voir de Malgaigne qui disait que : « s'il avait à pratiquer la ligature de la fessière il accorderait une préférence absolue au mode opératoire proposé par *M. Bouisson.* » (*Journal de chirurgie*, 1845).

Ligature de l'ischiatique. — M. le professeur *Bouis-*

son nous a donné pour mettre ce vaisseau à découvert un procédé chirurgical aussi pratique que le précédent.

Menez une ligne de l'épine iliaque postéro-supérieure à la tubérosité sciatique, prenez-en son milieu, vous avez juste le point d'émergence de cette artère.

Faites donc une *incision transversale* de six centimètres d'étendue intéressant la peau, le tissu adipeux et le grand fessier. Au fond de la plaie vous trouvez l'artère entre le nerf sciatique en dedans et la veine en dehors et un peu en arrière. Dégagez l'artère de ses compagnons et passez un fil en ayant soin de l'introduire entre l'artère et la veine pour ne pas comprendre celle-ci dans la ligature.

Pétrequin revendiqua ce procédé comme sa propriété. Bien mal lui en prit, car on lui démontra que son mode opératoire n'était que la répétition de celui de *Zang* rapporté par *Chélius*. C'est toujours ainsi, on voit la paille chez autrui et on ne sent point la grave qui vous éborgne.

Ligature de la honteuse interne. — Cette opération peut être nécessitée par une opération de taille, parce que ses ramifications, qui traversent le périnée, peuvent être intéressées et donner lieu à une hémorrhagie inquiétante.

Pour cette ligature la tubérosité de l'ischion est un point de repère infaillible à moins d'anomalies qu'on ne saurait prévoir.

Le chirurgien procède dans ce cas comme dans le précédent. Une *incision transversale* faite à la même hauteur et dans le même sens que pour l'ischiatique, mais prolongée un peu plus en dedans, divise la peau, la couche sous-jacente et le grand fessier. Les lèvres de la plaie s'écartent d'elles-mêmes ; le doigt plongé au fond recherche la tubérosité au sommet de laquelle il sent battre l'artère honteuse interne. On l'isole et on la lie *ut suprà*. Il n'est pas besoin ici de diviser le grand ligament sacro-sciatique comme dans les procédés de *Harrison* et de *Velpeau*.

Quand la thérapeutique chirurgicale est en possession de procédés aussi simples et aussi pratiques que ceux qui ont été préconisés par l'éminent chirurgien de Montpellier, les hémorrhagies perdent beaucoup de leur gravité, parce que le chirurgien peut sûrement opposer un lien constricteur à leurs débordements.

RÉSUMÉ DE LA RÉGION FESSIÈRE.

Situation. — Limites.

Anatomie des formes.

Couches anatomiques. — 1° *La peau.*

2° *Couche sous-cutanée.*

3° *Aponévrose.*

4° *Muscles* disposés sur trois couches :

Première couche. — Grand fessier.

Deuxième couche. — Moyen fessier,
Pyramidal,
Les deux jumeaux,
Carré de la cuisse,
Grand ligament sacro-sciatique

Troisième couche. — Petit fessier.

Vaisseaux :

Artère fessière ou iliaque postérieure : Rameaux pour les muscles grand et moyen fessier;

Rameaux pour le petit fessier, l'os iliaque et l'articulation coxo-fémorale.

Ischiatique ou iliaque inférieure : Rameaux pour le périnée,
Rameaux pour le grand fessier,
Rameaux pour l'obturateur interne, les jumeaux, le carré.

Honteuse interne. — Rameaux aux jumeaux et à l'obturateur interne.

Veines. — Pourvues de valvules et partant volumineuses.

Vaisseaux lymphatiques. — Superficiels ou profonds.

Nerfs. — 1° Sous-cutanés, issus de la branche inguinale externe du plexus lombaire et du petit nerf sciatique.

2° Intermusculaires. — Fessiers supérieurs du plexus lombo-sacré,
Fessiers inférieurs du plexus sacré,
Nerf honteux interne,
Grand nerf sciatique.

Squelette de la région.

Conséquences chirurgicales. — Ischiocèle.

Ligature des artères fessière, ischiatique et honteuse par le procédé du professeur *Bouisson.*

Région du Creux Poplité

La **Région poplitée**, placée à la face postérieure de la cuisse et de la jambe et à leur intersection, est une localité anatomique depuis longtemps célèbre en chirurgie. Située derrière le genou, dont elle renferme tous les vaisseaux et nerfs importants, elle n'est plus aujourd'hui pour le chirurgien que d'un intérêt ordinaire, depuis que *Hunter* [1], fécondant les principes déjà posés par *Anel* [2] et par *A. Paré* [3] avant lui, a démontré que dans les anévrysmes poplités, il était beaucoup plus avantageux pour le malade et pour l'opérateur d'aller porter la ligature sur l'artère fémorale. Les préceptes du chirurgien anglais ont fait tomber en désuétude la ligature de la poplitée, opération qui ne se fait

1 *John Hunter* naquit en 1728 dans le comté de Lanerk. Son nom figure avec honneur dens les fastes de la chirurgie. Il mourut d'une angine de poitrine en 1793.

2 *Anel*, médecin de la maison de Savoie, pratiquait la chirurgie au commencement du XVIIIe siècle à Turin.

3 *A. Paré*, né en 1509 à Laval, devint chirurgien ordinaire des rois Henri II, François II, Charles IX et Henri III. Il dut à cette qualité d'archiâtre d'échapper à la Saint-Barthélemy, car il était calviniste Il mourut en 1590.

plus que dans les amphithéâtres à titre de manœuvre opératoire, histoire de se faire la main.

Néanmoins la netteté de ses limites, la régularité de ses parois, le mode de disposition de ses vaisseaux et nerfs, en feront longtemps encore une région classique, où l'anatomiste trouvera toujours un terrain facile à exploiter.

Limites. — Cette région offre à la superficie la forme d'un losange assez régulier à grand axe vertical, et constitué par la juxtaposition de deux triangles qui s'entrepénètrent par leur base, le supérieur étant plus grand que l'inférieur. Cet espace losangique est limité en haut et en bas par deux lignes situées à trois travers de doigt au-dessus et au-dessous de l'interligne articulaire.

Anatomie des formes. — Dans la partie fémorale de la région, surtout pendant l'extension du membre pelvien se trouve un méplat triangulaire, borné latéralement par des cordes musculaires qui sont : en dehors, la saillie du biceps ; en dedans celles du demi-tendineux, du demi-membraneux, du droit interne et du couturier. De la base de ce triangle part, à angle très obtus, un plan incliné en bas et en arrière formé par la saillie des muscles gastrocnémiens.

Couches anatomiques. — 1° *La peau* fine, glabre ou peu velue, présentant quelques plis transversaux dus à la flexion de la jambe, est assez extensible, excepté au centre où quelques brides fibreuses, étendues entr'elle et le fascia superficialis, la maintiennent constamment déprimée.

2° *Le fascia superficialis* est composé de deux couches : une superficielle chargée de graisse et une profonde, lamelleuse et cellulo-fibreuse, qui adhère aux saillies osseuses et envoie des prolongements à la peau. Ce fascia se continue avec celui de la cuisse et de la jambe, en sorte que les phlegmons diffus peuvent s'étendre de l'une à l'autre sans difficulté.

3° *L'aponévrose poplitée* fait suite fibre à fibre à celle de la cuisse ; elle est simple et résistante sur la ligne médiane, mais latéralement elle s'amincit et se dédouble pour engaîner chaque masse musculaire ; ainsi le feuillet superficiel se confond avec les aponévroses fémorale et jambière, et s'insère sur les ligaments latéraux de l'articulation. De son côté le feuillet profond se réfléchit sur la face interne du biceps en dehors, et en dedans sur le demi-membraneux pour aller se terminer sur les deux branches de la bifurcation inférieure de la ligne âpre du fémur. A droite et à gauche il se confond avec le périoste, et ferme ainsi le creux poplité sur les parties latérales. De cette manière, il n'y a en dehors qu'une seule gaîne pour le biceps ; mais en dedans le feuillet superficiel, au moment où il passe sur la masse des muscles internes et supérieurs, voit se détacher de sa face profonde trois cloisons cellulo-fibreuses, qui, en séparant les muscles les uns des autres, donnent lieu à quatre gaînes spéciales. En bas l'aponévrose se comporte de même pour les muscles jumeaux. Sur la ligne médiane dans toute l'étendue de la région elle fournit une enveloppe au paquet vasculaire et nerveux. D'ailleurs toutes ces cloisons, qui ferment latéralement le creux poplité, sont peu résistantes et ne sauraient longtemps brider les inflammations profondes de la région.

4° Au-dessous ou mieux en avant de l'aponévrose, apparaît l'excavation poplitée avec *ses parois, sa cavité, son contenu.*

Parois. — Le triangle supérieur est plus allongé, plus étendu et plus profond que l'inférieur ; ces deux triangles, au lieu de se réunir base à base, s'entrepénètrent en quelque sorte ; si bien que si l'on fait finir le supérieur à l'endroit où il rencontre l'inférieur, celui-ci ne sera pas seulement formé par les jumeaux, mais encore et latéralement, du moins dans sa moitié supérieure, par les extrémités inférieures du biceps en dehors, et du demi-tendineux, demi-membraneux, etc. en dedans. Cette réserve faite, nous décrirons les parois du triangle supérieur comme formées par les muscles fémoraux, celles de l'inférieur uniquement constituées par les muscles de la partie postérieure de la jambe.

La paroi supérieure externe est formée par le biceps, surtout par sa courte portion, qui, par ses insertions à la ligne âpre, ferme le creux poplité de ce côté, et rend difficile en ce point la recherche de l'artère. Ses fibres se terminent sur un beau tendon aplati, qui coiffe en s'y insérant la tête du péroné, et glisse à la faveur d'une petite bourse séreuse sur le ligament latéral externe du genou.

La paroi supérieure interne est formée de quatre muscles, qui sont de dehors en dedans et de la superficie à la profondeur :

1° *Le demi-tendineux*, dont le tendon le plus arrondi et le plus superficiel de tous, se sépare tout-à-fait de ses voisins dans la flexion de la jambe ; ce qui rend très facile sa ténotomie.

2° *Le demi-membraneux*, le plus fort des quatre, composé d'un gros faisceau charnu arrondi, qui proémine en dehors du demi-tendineux jusqu'à la rencontre du biceps et dont les fibres se portent sur un tendon, qui, après avoir longé le côté interne du muscle, se partage en trois branches : une médiane qui se fixe directement à la partie postérieure de la tubérosité interne du tibia ; une autre qui contourne cette tubérosité en dedans, pour se terminer à son extrémité antérieure, et enfin une troisième rétrograde, qui remonte en dehors pour renforcer le ligament postérieur de l'articulation du genou.

Ce muscle est séparé du condyle interne par une petite bourse séreuse.

3° *Le droit interne*, dont le tendon se voit entre celui du précédent et le couturier qui lui sont parallèles.

4° *Le couturier*, charnu, aplati, placé tout-à-fait en dedans, contourne le condyle interne du fémur et se fixe à la tubérosité antérieure du tibia avec *la patte d'oie* dont il fait partie.

Il est à remarquer qne le demi-membraneux étant accolé et non fixé au fémur, on peut en le décollant aller atteindre l'artère poplitée, qui est plus rapprochée de ce bord que de l'externe (procédé de *Jobert de Lamballe*).

Les deux parois inférieures sont formées par les *jumeaux* soulevés par la saillie des condyles sur lesquels ils se réfléchissent et s'insèrent. Ces deux muscles convergent de suite l'un vers l'autre et forment plutôt le fond que les parois du creux poplité. Au-dessous des jumeaux on trouve :

1° *Le plantaire grêle.* Inconstant et placé sous le jumeau externe, il s'insère en haut à la capsule fibreuse qui coiffe le condyle externe, et se porte de là obliquement en bas et en dedans pour donner un tendon filiforme qui longera le bord interne du tendon d'Achille.

2° *Le muscle poplité* : Sous-jacent à l'artère de ce nom, ses fibres obliques en bas et en dedans s'insérent en haut au condyle externe sur lequel elles glissent à la faveur d'une synoviale, qui communique avec la grande synoviale de l'articulation et en bas à la face postérieure du tibia suivant la ligne oblique qui s'y trouve.

3° Enfin *le soléaire* qui par son extrémité supérieure vient se montrer jusque dans cette région.

Cavité. — Ainsi délimité le creux poplité représente une cavité rhomboïdale qui se trouve plus spacieuse et plus profonde dans le triangle supérieur que dans l'inférieur ; il correspond en majeure partie au-dessus de l'interligne articulaire. Il est comblé par une masse cellulo-adipeuse, communicant en haut avec le tissu celluleux qui occupe l'interstice du biceps et du demi-membraneux ; ce tissu se continue lui-même par la grande échancrure sciatique avec le tissu cellulaire intra-pelvien, et en bas par dessous l'arcade du soléaire avec celui de la région postérieure et profonde de la jambe. Latéralement cette atmosphère graisseuse du creux poplité n'a pas de communication facile avec celle de la région antérieure du membre à cause des cloisons aponévrotiques dont nous avons déjà parlé. La fonte purulente de ce tissu cellulaire peut donc s'étendre bien au loin dans le sens vertical et n'avoir pas de tendance à se faire jour à travers la peau à cause même de l'aponévrose. Aussi faut-il ouvrir ces abcès de bonne heure en débridant avec presque autant de soins que pour les hernies, car ce tissu est sillonné par des éléments vasculaires et nerveux qui forment le contenu de cette région.

Vaisseaux. — *L'artère poplitée,* qui fait suite à plein canal à la fémorale, pénètre dans la région en passant sous l'anneau du troisième adducteur. Cachée d'abord par les muscles, elle est pendant un certain temps oblique en bas et en dehors, appuyée là entre le troisième adducteur en avant et le demi-membraneux en arrière, puis elle apparaît à l'angle supérieur de la région qu'elle parcourt verticalement jusqu'à l'arcade du soléaire. Dans ce trajet elle est d'abord située entre le biceps et le demi-membraneux, en se portant un peu du côté de ce muscle ; plus bas elle se place entre les condyles, et plus bas encore elle passe au devant du muscle poplité qui la soulève et la rend plus superficielle ; enfin elle se rend dans l'interstice des jumeaux. De là découle le procédé de ligature de Lisfranc, qui veut qu'on aille chercher l'artère entre les jumeaux parce que c'est là qu'elle est le plus superficielle. Elle est recouverte en arrière par la veine qui lui adhére intimement. Antérieurement elle répond à la face postérieure de l'articulation, ce qui explique sa rupture dans les luxations, et sa déchirure dans les fractures du genou.

On a longtemps discuté sur la possibilité des anévrysmes ou des déchirures de cette artère par suite de l'extension forcée de la jambe sur la cuisse. *Sappey* se range du côté de *Blandin* qui dit que si l'artère est saine, elle ne souffrira nullement de cette extension, à cause des sinuosités qu'elle décrit, mais que si ses parois sont ou ramollies ou incrustées de sels calcaires, alors l'artére pourra avoir ses deux membranes internes rompues, ou bien encore la totalité de ses parois.

Dans son trajet l'artère poplitée fournit sept collatérales, se distinguant en postérieures et antérieures.

Les branches émergeant de la partie postérieure sont les *deux jumelles* interne et externe, qui se rendent en divergeant aux jumeaux, au plantaire grèle, au poplité et à la peau.

Les collatérales antérieures sortent de la poplitée au nombre de deux en haut de la région, une vers le milieu et deux en bas.

Les deux supérieures, *artère articulaire supéro-interne*, *artère articulaire supéro-externe*, râclent la face postérieure du fémur et se portent sur les côtés en passant au devant des masses musculaires et au-dessus des condyles ; l'interne donne des rameaux profonds et des superficiels.

La collatérale moyenne pénètre d'arrière en avant le ligament postérieur de l'articulation et se perd dans celle-ci.

Les deux inférieures, *artère articulaire inféro-interne*, *artère articulaire inféro-externe*, naissent au-dessous des condyles ; l'externe passe au-dessus du tendon du biceps et fournit des rameaux en haut, en travers et en bas, tandis que l'interne longeant le bord supéro-interne du poplité passe sous le ligament latéral interne et sous la patte d'oie.

Toutes ces branches articulaires vont former à la partie

antérieure du genou un réseau riche et délié, qui,s'anastomosant avec des divisions de la fémorale et des tibiales, établit à la partie antérieure du genou une large voie collatérale entre le sang de la fémorale et celui des artères jambières. Comme c'est par là que se rétablit la circulation après l'oblitération de la fémorale, il ne faut pas appliquer, après la ligature de cette artère, un bandage trop serré autour du genou.

Les artères collatérales émanées de la poplitée peuvent se résumer dans le tableau suivant :

Collatérales.	Postérieures	Jumelle interne	Jumeaux. Plantaire grèle. Poplité. Peau.
		Jumelle externe	
	Antérieures.	Articulaire supéro-interne	Rameaux profonds.
			Rameaux superficiels.
		Articulaire supèro-externe	Rameau supérieur.
			Rameau inférieur.
		Articulaire moyenne.	
		Articulaire inféro-interne.	
		Articulaire inféro-externe	Rameau descendant.
			Rameau transversal.
			Rameau ascendant.

La veine poplitée, située en arrière de l'artère, présente deux particularités dignes de remarques : l'épaisseur de ses parois et son adhérence à l'artère, qui fait : 1° qu'elle gêne beaucoup dans la ligature de ce vaisseau ; 2° que les pulsations artérielles, se transmettant à la colonne sanguine veineuse, hâtent la circulation de cette colonne.

La saphène externe, d'abord superficielle et rétro-aponévrotique, perce l'aponévrose au milieu de la région, pour aller se jeter dans la veine poplitée ; comme sa direction est parallèle à celle de l'artère, elle devient un obstacle sérieux à la recherche de ce vaisseau. En outre la situation de cette embouchure fait que si on comprime cette veine en dessous de la région, sa partie inférieure ou jambière devient variqueuse, comme on l'observe très fréquemment chez les femmes qui serrent fortement leur jarretière au-dessous du genou.

Cette manière de faire ménage des infirmités pour l'âge avancé. Il faut donc toujours porter les jarretières au-dessus du genoux.

Les vaisseaux lymphatiques, que les injections démontrent dans cette région, sont ou superficiels ou profonds. Les premiers, qui sont très nombreux, rendent la région propre aux frictions médicamenteuses, et convergent vers les gros troncs qui occupent la partie interne du membre.

Les profonds s'abouchent dans quatre ou cinq ganglions qui entourent les troncs vasculaires dans le triangle fémoral et peuvent devenir par leur tuméfaction le siége de ces graves phlegmons sous-aponévrotiques.

Les nerfs émanent du grand sciatique, qui, au niveau de l'angle supérieur de l'excavation, se divise en *sciatique poplité externe* et *sciatique poplité interne*. Ces deux nerfs sont postérieurs aux vaisseaux.

Le sciatique poplité externe côtoie le tendon du biceps, auquel il est exactement parallèle et qui le conduit jusque derrière la tête du péroné où il perforera le long péronier latéral. Ce nerf se trouve ainsi couché le long de la rainure musculaire formée par le biceps en dehors et le jumeau externe en dedans. Il fournit, avant de sortir de la région, le *saphène péronier*. Des ses rapports il résulte : 1° que dans la ténotomie du biceps il faut beaucoup d'attention pour ne pas blesser le nerf ; 2° que si on veut sectionner ce dernier c'est derrière la tête du péroné qu'il faut manœuvrer, parce qu'en ce point ce nerf est très superficiel. Ce même point est un des siéges de prédilection de la névralgie sciatique. Aussi est-il facile d'attaquer cette maladie, quelquefois si rebelle, par les méthodes endermique ou hypodermique.

Le sciatique poplité interne n'est que la continuation du grand nerf sciatique par son volume et par sa direction qui est presque parallèle à celle des vaisseaux en arrière desquels il est situé. Sous-aponévrotique dans le triangle supérieur il s'enfonce en bas entre les jumeaux, passe sous le plantaire grèle et atteint le centre du soléairé. Dans la région il fournit le *saphène tibial*, le nerf des jumeaux et un filet articulaire qui se divise en plusieurs filets, lesquels traversent le pertuis du ligament postérieur de l'articulation.

En résumé le paquet vasculaire et nerveux du creux poplité est formé d'arrière en avant, mais aussi un peu de dehors en dedans par le sciatique poplité interne, la veine poplitée et l'artère de même nom, et pour se graver dans la mémoire cette juxtaposition il suffit de se rappeler le mot **Neva** qui signifie nerf, veine, artère, moyen mnemotechnique infaillible.

Ligament postérieur. — Tout-à-fait dans les profondeurs du creux poplité, après avoir enlevé le paquet vasculo-nerveux et déblayé le terrain de l'atmosphère cellulo-adipeuse qui s'y trouve en abondance, on a devant soi les divers faisceaux fibreux qui constituent le ligament postérieur de l'articulation du genou. Ce ligament est formé de fibres de deux ordres : les unes plus nombreuses, obliques de bas en haut et de dedans en dehors lui viennent du tendon du demi-membraneux ; les autres presque verticales lui appartiennent en propre et vont de la face postérieure de l'extrémité supérieure du tibia au-dessus des condyles du fémur.

Ce ligament, dans l'écartement de ses fibres, présente quelques hiatus par où s'engagent les branches de l'articulaire moyenne qui se rendent à leur destination.

RÉSUMÉ DE LA RÉGION DU CREUX POPLITÉ.

Position et limites.

Anatomie des formes.

Couches anatomiques. — 1° *Peau.*

2° *Fascia superficialis.* — Deux couches.

3° *Aponévrose.*

Excavation. — *Parois* et leurs muscles.

Cavité et contenu.

Vaisseaux. — *Artère poplitée* (voyez le tableau page 248).

Veine poplitée. — Ses particularités.

Veine saphène externe.

Vaisseaux lymphatiques. — Superficiels ou profonds.

Nerfs. — Sciatique poplité externe.

Sciatique poplité interne, — Saphène tibial.

Moyen mnémotechnique de retenir la juxtaposition des éléments vasculaires et nerveux (*Neva*).

Ligament postérieur de l'articulation du genou.

Région Plantaire

Cette **Région**, que la nature a relégué sur les derniers confins de l'organisation animale et qui pour cette raison a été plaisamment appelée le *rez-de-chaussée* de l'édifice anatomique, n'a pourtant pas moins de droit que tout autre aux recherches de l'anatomiste, aux méditations du physiologiste et à l'étude attentive du chirurgien. En effet elle découvre à l'anatomiste un département du corps humain, qui, malgré ses mesquines limites, offre et en grand nombre tous les éléments musculaires, vasculaires, nerveux et aponévrotiques qui sont l'apanage des régions réputées les plus belles, et qui pour un rez-de-chaussée ouvre majestueusement l'avenue des étages supérieurs.

Elle offre au physiologiste tout un mécanisme d'organes merveilleusement disposés dans l'espèce humaine pour l'attitude bipède et le force d'ores et déjà à proclamer la supériorité même matérielle de l'homme sur le reste de l'animalité tout entière,

Enfin le pied montre au chirurgien un ensemble d'organes dont les lésions peuvent, chaque jour, réclamer l'intervention de son bistouri ; et soit qu'il se propose de pratiquer la ligature de l'une de ses artères, soit que par la méthode sous-cutanée créé par le génie de *Delpech*[1], élaborée par le talent de *J. Guérin*, et mise en pratique par la clinique de *Bonnet*, il aille sectionner un ou plusieurs de ses tendons rétractés, l'étude approfondie de cette région lui devient indispensable.

Limites. — Bornée en arrière par la saillie du talon, la face plantaire du pied est circonscrite en avant par l'épais bourrelet qui occupe la racine des orteils et de chaque côté par les bords latéraux du pied.

Anatomie des formes. — Très étroite *en arrière*, la région s'étale et s'aplatit de plus en plus *en avant*. Son étendue est beaucoup plus considérable que celle de la face dorsale : — 1° parce qu'elle n'est pas interrompue par l'articulation tibio-tarsienne ; — 2° parce que son bourrelet antérieur se prolonge vers la racine des orteils. *En dehors* elle est plane et limitée par un bord aminci ; *en dedans* au contraire elle est excavée, excepté chez les pieds plats, et limitée par un bord épais et arrondi. Cette région forme donc une voûte à trois piliers, qui sont le talon en arrière, l'extrémité du premier métatarsien en avant, et le bord externe du pied en dehors.

[1] *Delpech*, l'une des plus grandes illustrations chirurgicales de Montpellier et de l'univers, naquit à Toulouse en 1772. Aprés avoir été élève dans cette ville il y devint professeur d'anatomie. En 1812 un brillant concours lui fit obtenir la chaire de clinique chirurgicale à Montpellier. Toutes les sociétés scientifiques se l'adjoignirent comme correspondant. En 1832 il tomba sous la balle meurtrière de l'un de ses clients. Ses contemporains et ses biographes, entr'autres M. le professeur Bouisson, ont répété à l'envie ce que la chirurgie doit à Delpech.

Couches anatomiques. — 1° *La peau* glabre, dense, adhérente est très épaisse surtout au talon et au bourrelet antérieur. Très sensible dans sa partie fine et concave, elle a aussi une sensibilité tactile spéciale au niveau des trois piliers qui peuvent ainsi apprécier le degré de solidité du sol. Par tous ces caractères elle ressemble beaucoup à celle de la paume de la main. De plus elle est le siége d'une exhalation fétide dont la suppression peut causer de graves maladies, comme nous avons souvent occasion de l'observer dans la pratique journalière.

2° *La couche sous-cutanée* présente des vésicules graisseuses contenues à l'état de tension dans des aréoles fibreuses, qui vont de la peau à l'aponévrose. Cette disposition est surtout apparente au niveau des trois piliers de la voûte. Plusieurs filets nerveux traversent cette couche, où ils offrent, comme à la main, une disposition ganglionnaire.

En 1837 *Lenoir* y a démontré trois bourses séreuses, faciles à constater sur le cadavre : une située sous le calcanéum directement appliquée contre l'aponévrose, et existant plus développée chez le fœtus à terme, ce qui prouve qu'elle n'est pas due au frottement. La seconde se trouve sous la tête du premier métatarsien, et la troisième sous celle du cinquième. A la suite de marches forcées ces bourses séreuses peuvent s'enflammer et se remplir de pus ou de sérosité,de là des abcès qui ne guérissent que par l'oblitération de la cavité. *Malgaigne* me semble avoir exagéré le pronostic d'une pareille lésion, quand il a soutenu que l'inflammation de ces séreuses peut en se propageant gagner de proche en proche les articulations du pied et nécessiter l'amputation du membre.

3° *L'aponévrose plantaire* analogue à la palmaire par ses fonctions et par sa texture, peut comme elle se diviser en trois parties : une moyenne et deux latérales, quoique la moyenne soit la seule partie vraiment aponévrotique et puisse être par ses usages tout spéciaux considérée comme similaire du ligament palmaire.

Cette portion médiane s'étend comme un ligament du calcanéum auquel elle s'insère solidement, vers la racine des orteils où elle se termine par cinq faisceaux. Ceux-ci se portent à la face inférieure de chaque orteil, sur lesquels ils s'étalent pour concourir à former la gaîne fibreuse des tendons fléchisseurs ; latéralement ces mêmes bandelettes se fixent en allant d'arrière en avant sur les bords latéraux de la tête des métatarsiens, sur ceux du ligament métatarsien inférieur et sur ceux aussi de la partie postérieure des premières phalanges. Au niveau des articulations métatarso-phalangiennes et s'étendant jusqu'aux commissures des orteils, se voient des fibres transversales réunies en un faisceau distinct reliant les bandelettes longitudinales. De là résulte une série d'anneaux à travers lesquels passent les lombricaux et les vaisseaux et nerfs qui de sous-aponévrotiques dans la région vont devenir sous-cutanés aux orteils. Dans le fond de ces anneaux on voit encore d'autres fibres nacrées qui se portent d'une commissure à l'autre en se croisant en X ; mais ils sont indépendants de l'aponévrose plantaire. Sa face inférieure est unie au derme par des tractus fibreux que nous avons mentionnés dans la couche sous-cutanée ; sa face supérieure donne attache en arrière au court fléchisseur commun, et en avant ne fait que recouvrir les digitations de ce muscle et les tendons du fléchisseur commun. Sur les côtés elle s'incurve pour se continuer avec les cloisons intermusculaires.

La portion externe, assez forte et fibreuse dans toute son étendue depuis le calcanéum jusqu'à l'extrémité postérieure du cinquième métatarsien, est simplement celluleuse en avant. — Elle se fixe : en arrière au calcanéum ; en avant à la tête du cinquième métatarsien ; en dehors, où elle semble se continuer avec l'aponévrose dorsale, au bord externe du cinquième métatarsien ; enfin en dedans elle se confond avec l'aponévrose moyenne en donnant lieu à un sillon rempli de graisse. Elle recouvre les muscles plantaires externes.

La portion interne entièrement celluleuse s'attache : en arrière au calcanéum et au bord inférieur du ligament annulaire interne ; en avant elle se termine à la tête du premier métatarsien ; en dedans au bord interne de ce même os et en dehors à l'aponévrose moyenne. Elle recouvre les muscles plantaires internes.

L'aponévrose plantaire, considérée d'une manière générale, forme donc une membrane très solide en son milieu, celluleuse sur les côtés, insérée en arrière au calcanéum, à droite et à gauche sur les bords latéraux du métatarse, et en avant se continuant jusque sur les orteils de la même façon que le ligament palmaire sur les doigts. De sa face supérieure s'élèvent deux cloisons verticales antéro-postérieures et se dirigeant du calcanéum où elles convergent vers le premier et le cinquième métatarsiens. De cette manière la région se trouve divisée en trois loges incomplètes, vu que les cloisons présentent plusieurs hiatus pour le passage des tendons, nerfs, etc.

Gaîne plantaire interne. — Cette loge comprise entre le bord interne du pied et la cloison intermusculaire interne renferme dans son intérieur les muscles *court adducteur* et *court fléchisseur* du gros orteil. La cloison, qui la sépare de la gaîne moyenne est percée, tout près du bord antérieur du calcanéum, d'un trou qui livre passage à plusieurs organes qui se rendent dans la loge voisine, ce sont : le tendon du long fléchisseur propre du gros orteil, celui du long fléchisseur commun, et les vaisseaux et nerfs tibiaux postérieurs devenus plantaires.

L'adducteur, le plus superficiel et le plus interne s'insére en arrière au calcanéum, au ligament annulaire interne et à la cloison interne, pour se terminer à l'os sésamoïde interne.

Le fléchisseur moins long et plus profond s'insère en arrière au ligament calcanéo-cuboïdien, inférieurement au cuboïde et au troisième cunéiforme pour aller se terminer en avant par un tendon commun avec le précédent.

L'artère collatérale interne du gros orteil venue de la plantaire interne, ses deux veines satellites et le nerf collatéral plantaire interne du gros orteil, qui est une émanation du plantaire interne, achèvent de remplir cette gaîne.

Gaîne plantaire externe. — Elle renferme :

1° *L'abducteur du petit orteil*, qui, fixé en arrière au calcanéum et un peu à l'aponévrose plantaire, se termine en avant à la partie externe de la première phalange du petit orteil.

2° *Le court fléchisseur du petit orteil* qui de l'extrémité postérieure du cinquième métatarsien et de la gaîne du long péronier latéral s'étend jusqu'au même point que le précédent.

Gaîne plantaire moyenne. — Par ses dimensions et par les organes qui la sillonnent, cette loge est la partie la plus importante de cette région. Elle représente une cavité ostéo-fibreuse, limitée en bas par l'aponévrose plantaire moyenne, en dehors et en dedans par les bords recourbés de cette aponévrose, c'est-à-dire par les cloisons intermusculaires, en haut par la voûte osseuse calcanéo-tarso-métatarsienne. Elle est grossièrement prismatique ; son sommet, qui est postérieur, fournit une large voie de communication avec le canal calcanéen, qui lui transmet une foule de tendons, de vaisseaux et de nerfs venus de la région jambière postérieure. Les parties qu'elle renferme peuvent être divisées en trois plans :

Premier plan. — *Le court fléchisseur commun*, arrondi en arrière où il s'implante au calcanéum et à la face supérieure de l'aponévrose plantaire moyenne, s'étale en avant et se divise en quatre languettes qui se terminent par autant de tendons, lesquels sont bientôt perforés par ceux du long fléchisseur commun qui leur deviennent ainsi inférieurs et vont s'insérer à la partie postérieure des quatre dernières phalangines.

Deuxième plan. — Les divisions des nerfs plantaires, externe et interne, émanées du tibial postérieur, les artères de même nom venues de la tibiale postérieure, les tendons du long fléchisseur commun en dehors, et celui du long fléchisseur propre du gros orteil en dedans, constituent le deuxième plan.

Avant sa division en quatre languettes, *le tendon du long fléchisseur commun* était plus superficiel et plus interne que celui du fléchisseur propre. En dehors de ce tendon du long fléchisseur et sur le même plan on aperçoit son muscle accessoire ou *chair carrée d'Hippocrate*, qui, double en arrière où il s'insère aux faces interne et externe du calcanéum, vient s'insérer en avant sur la face supérieure du tendon du long fléchisseur, immédiatement en arrière de son point de division en quatre languettes.

Juste au point d'émergence de ces quatre branches, c'est-à-dire à quatre ou cinq millimètres au devant de l'extrémité antérieure de la chaire carrée, naissent les lombricaux au nombre de quatre, étendus de l'angle de division de ces tendons au côté interne des premières phalanges. Ce tendon du long fléchisseur commun est pourvu d'une synoviale qui l'accompagne jusqu'au milieu de la plante du pied, mais ne communique pas avec celle des gaînes digitales.

Quant au tendon du *fléchisseur propre*, il rase la cloison intermusculaire interne, qui le sépare du court fléchisseur du gros orteil, et atteint bientôt la face inférieure de la première phalange de celui-ci. Il est pourvu d'une longue synoviale qui s'étend de la partie moyenne de la jambe jusqu'au niveau de l'articulation cunéo-scaphoïdienne.

Dans un concours pour le prosectorat que j'ai soutenu à

la Faculté de Montpellier, ayant à disséquer cette région comme préparation extemporanée, j'ai trouvé au fléchisseur propre du gros orteil un second tendon qui se dégageait de la face supérieure du tendon principal à son émergence dans la gaîne moyenne et qui se rendait au premier tendon du long fléchisseur commun. Il était accompagné d'un muscle lombrical.

Troisième plan. — On y voit dans la moitié postérieure ou tarsienne les os et leurs ligaments, et dans la moitié antérieure ou métatarsienne une excavation qui renferme :

1° *L'abducteur oblique* du gros orteil assez volumineux et inséré en arrière par son faisceau interne au cuboïde et au ligament calcanéo-cuboïdien inférieur ; par son faisceau externe au cuboïde, aux extrémités postérieures des troisième et quatrième métatarsiens et à la gaîne du long péronier latéral, et se termine en avant à l'os sésamoïde externe.

2° *L'abducteur transverse* qui s'insère en dehors sur les gaînes des fléchisseurs et en dedans à l'os sésamoïde externe.

Ces deux muscles sont séparés des interosseux par une mince aponévrose.

On trouve encore dans ce plan l'arcade artérielle plantaire profonde formée par l'inosculation de la plantaire externe et de la pédieuse, et enfin les interosseux.

En arrière du cinquième métatarsien on aperçoit la gaîne du long péronier latéral obliquement étendue de l'extrémité postérieure de cet os à celle du premier métatarsien ;

fournit plusieurs insertions musculaires et elle possède une synoviale qui lui est propre.

Tous les organes renfermés dans cette loge moyenne sont enveloppés d'un tissu cellulaire qui communique en avant avec le superficiel par les anneaux de la partie antérieure et même par les éraillures de l'aponévrose et en arrière avec celui de la région jambière postérieure par le canal calcanéen.

Canal calcanéen. — Ce canal ostéo-fibreux est formé *en dehors* par la face interne concave du calcanéum, limité *en arrière* par la grosse tubérosité de cet os, *en avant* et *en haut* par le bord interne de l'astragale et le bord postérieur de la malléole interne et *en dedans* par le ligament annulaire interne. Celui-ci se porte de la malléole à la grosse tubérosité du calcanéum et se continue par son bord antérieur avec l'aponévrose plantaire. Ainsi constitué, ce canal est oblique en bas, en avant et un peu en dehors ; il livre passage au tendon du jambier antérieur, à ceux des longs fléchisseurs commun et propre, ainsi qu'aux vaisseaux et nerfs tibiaux postérieurs.

Le tendon du jambier postérieur occupe la partie la plus antérieure et la plus élevée de ce conduit dans une gouttière qui passe derriére la malléole interne, derrière l'astragale, au-dessous de la petite apophyse du calcanéum et le mène jusqu'au tubercule du scaphoïde où il s'insère. Ce tendon est lubréfié par une synoviale distincte. Il ne pénètre dans la gaîne plantaire moyenne que par la large expansion qu'il envoie au troisième cunéiforme et troisième et quatrième métatarsiens.

Le tendon du long fléchisseur commun glisse dans une gouttière située immédiatement derrière celle du précédent. Enfin celui du fléchisseur propre est situé à son tour dans une gaîne plus postérieure encore.

Les vaisseaux et nerfs tibiaux postérieurs, qui deviennent plantaires à leur entrée dans le canal, sont enveloppés dans une gaîne cellulo-fibreuse spéciale, située en arrière et en dedans des trois gaînes tendineuses et plongée au milieu d'un abondant tissu cellulo-adipeux.

C'est à la faveur de ce canal que le pus des abcès de la jambe peut descendre jusque dans la gaîne plantaire moyenne, et que le pus des plaies des amputations des orteils peut remonter jusque dans la région jambière postérieure et profonde, ce qui est toujours très grave.

Vaisseaux. — Les artères qui viennent vasculariser cette région sont les deux plantaires.

La plantaire externe, qui fait suite à la tibiale postérieure, s'introduit dans la gaîne moyenne, en rase la paroi externe, devient superficielle au niveau de l'extrémité postérieure du cinquième métatarsien entre le court fléchisseur commun et le court fléchisseur propre du petit orteil, pour replonger profondément entre les interosseux et l'abducteur oblique ; là elle décrit l'arcade plantaire, concentrique à la courbe des extrémités postérieures des métatarsiens, et finalement va s'inosculer avec la pédieuse.

De cette arcade partent en haut trois perforantes, en avant quatre ou cinq interosseuses et les collatérales des orteils, en bas et en arrière quelques ramuscules de médiocre importance.

La plantaire interne est comme l'externe, mais avec un plus petit calibre, une branche de bifurcation de la tibiale postérieure. Elle est située dans le gaîne moyenne, en rase la paroi interne et après avoir décrit une légère courbe va se perdre vers l'extrémité postérieure du premier espace interosseux. Durant son trajet elle envoie des rameaux qui perforent la cloison interne pour se rendre aux muscles et articulations de la loge interne. Enfin elle fournit sa branche de terminaison, la collatérale interne du gros orteil.

Les veines ne méritent aucune description particulière.

Les vaisseaux lymphatiques superficiels forment un riche réseau aboutissant dans les troncs qui suivent les veines dorsales du pied. Les profonds suivent les artères.

Les nerfs plantaires émanent du tibial postérieur. Ce sont l'externe et l'interne. Au lieu de suivre la direction des artères, ils restent superficiels au-dessus de l'aponévrose, fournissent des filets grèles à tous les muscles du pied, et de gros au contraire aux téguments. Six filets principaux fournis par eux atteignent les commissures et sont l'origine des collatéraux plantaires des orteils. Pour mieux préciser nous dirons que les deux plantaires innervent les orteils comme l'ont fait le médian et le cubital pour les doigts de la main. Le plantaire externe, imitant le cubital, fournit des filets nerveux au petit orteil et à la partie externe du quatrième, tandis que le plantaire interne se comporte comme le médian et fournit à la face interne du quatrième orteil et aux trois premiers.

Il est important de signaler que ces deux nerfs s'anastomosent dans la région au-dessus de l'aponévrose moyenne par un filet nerveux qui va du plantaire externe, au moment où il croise l'artère de même nom, à la troisième branche de l'interne un peu au-dessus de sa bifurcation.

Squelette de la région. — Les os du pied forment, en s'articulant entr'eux, une voûte reposant sur le sol par trois points principaux le calcanéum et la tête des premier et cinquième métatarsiens. Le vide qui se trouve entre ces trois piliers est comblé par les parties molles. Sept os disposés en deux rangées forment le tarse : ce sont pour la première le calcanéum et l'astragale, pour la seconde le scaphoïde, le cuboïde et les trois cunéiformes ; à vrai dire on pourrait dédoubler cette dernière dans ses deux tiers internes, mais la médecine opératoire a depuis longtemps justifié par ses procédés la première division.

Les cinq métatarsiens constituent le métatarse. Quelques-uns de ces os servent par leurs saillies de points de repère très précieux aux opérateurs. Ainsi l'extrémité postérieure du premier métatarsien et surtout celle du cinquième servent à pénétrer très aisément dans l'articulation tarso-métatarsienne par le procédé de *Lisfranc*.—La saillie de l'astragale et celle du scaphoïde entre lesquelles se trouve la ligne interarticulaire sont très utiles pour l'amputation du pied par le procédé de *Chopart* [1].

[1] *Chopart* naquit à Paris en 1743 ; il devint professeur de physiologie à la mort de Bordenave en 1782, et lors de la réorganisation des écoles de médecine il occupa celle de pathologie externe. Il mourut du choléra le 21 prairial de l'an III. Il avait préféré conserver le nom de sa mère que celui de Turlure, qui était celui de son père.

RÉSUMÉ DE LA RÉGION PLANTAIRE

Limites.

Anatomie des formes. — Voûte à trois piliers.

Couches anatomiques. — 1° *La peau.*

2° *Couche sous-cutanée.* — Bourses synoviales de Lenoir.

3° *Aponévrose plantaire.* — Trois parties : une moyenne ; deux latérales.

Gaine plantaire interne.

Muscles : Court adducteur,
Court fléchisseur du gros orteil,
Tendon du long fléchisseur propre du gros orteil,
Tendon du long fléchisseur commun.

Gaine plantaire externe.

Muscles : Abducteur du petit orteil,
Court fléchisseur du petit orteil.

Gaine plantaire moyenne. — Trois plans.

Premier plan. — Court fléchisseur commun.

Deuxième plan. — Nerfs et artères plantaires,
Tendons du long fléchisseur commun,
Chair carrée d'Hippocrate.
Tendon du fléchisseur propre du gros orteil.

Troisième plan. — Abducteur oblique du gros orteil,
Abducteur transverse.
Arcade plantaire profonde.
Gaîne du long péronier latéral.

Canal calcanéen. — Sa position. — Son contenu.

Vaisseaux. — Artère plantaire externe. — Arcade plantaire.
Artère plantaire interne.

Veines et vaisseaux lymphatiques.

Nerfs. — Plantaires interne et externe. — Leurs divisions sont analogues aux nerfs de la main.

Squelette de la région.

FIN.

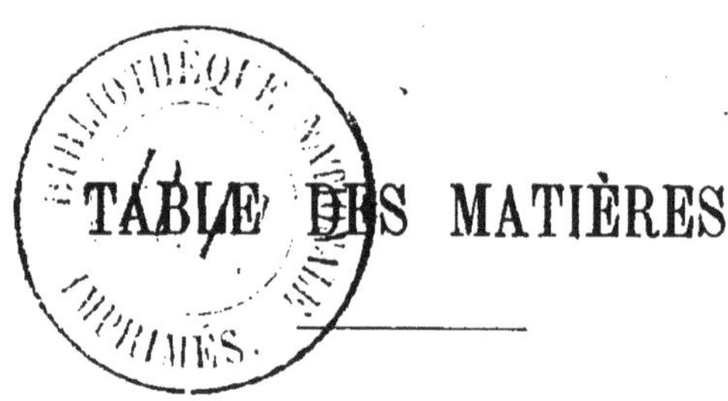

TABLE DES MATIÈRES

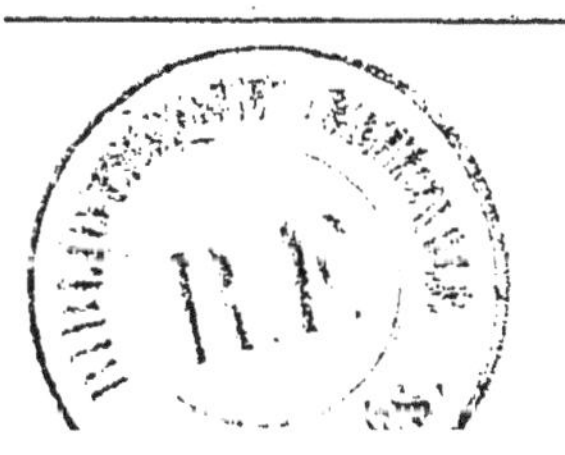

A LA MÊME LIBRAIRIE.

NOUVELLES PUBLICATIONS

PRÉCIS D'HISTOLOGIE HUMAINE ET D'HISTOGÉNIE. Deuxième édition entièrement refondue, par M. G. Pouchet, maître de conférences à l'École normale supérieure, et M. F. Tourneux, préparateur au laboratoire d'histologie zoologique de l'École des hautes études. 1 vol. gr. in-8o de VIII-816 pages, avec 218 figures dans le texte. . . . . 15 fr.

TRAITÉ CLINIQUE DES MALADIES DU SYSTÈME NERVEUX, par M. Rosenthal, professeur de pathologie nerveuse à l'Université de Vienne. Traduit de l'allemand, sur la seconde édition, par M. le Dr Lubanski, médecin-major. Traduction revue et augmentée par l'auteur et accompagnée d'une préface par M. le prof. Charcot. 1 vol. gr. in-8o de VIII-835 p. . . 16 fr.

LES GRANDS PROCESSUS MORBIDES. Leçons de pathologie générale, par le Dr J.-J. Picot, professeur suppléant à l'École de médecine de Tours, avec une introduction par le professeur Robin. 2 volumes grand in-8o avec nombreuses figures dans le texte. . . . . 30 fr.

MÉMOIRES DE CHIRURGIE : tome I. *Chirurgie réparatrice*, par M. le Dr A. Verneuil, professeur de clinique chirurgicale à la Faculté de médecine de Paris. 1 vol. in-8o de 1,000 pages . . . . 15 fr.

CATALOGUE DES PIÈCES DU MUSÉE DUPUYTREN, publié sous les auspices de la Faculté de médecine de Paris, par M. Houel, conservateur des collections de la Faculté de Médecine de Paris, agrégé de la Faculté. Tome II. 1 vol. in-8o avec atlas de 19 planches représentant 37 pièces exécutées d'après nature. . . . . 12 fr.

Il a paru en outre : tome Ier un vol. in-8o avec atlas de 49 planches représentant 112 pièces exécutées d'après nature. Prix . . . . 16 fr.

Le Catalogue formera de 6 à 7 volumes.

CLINIQUE DES NOUVEAUX-NÉS. L'ATHREPSIE, par M. Parrot, professeur à la Faculté de médecine de Paris, médecin de l'hospice des Enfants-Assistés. Leçons recueillies par M. le Dr Troisier, ancien interne des hôpitaux. 1 vol. gr. in-8o avec 13 planches. dont 4 en couleur. 18 fr.

TRAITÉ DES MALADIES DU RECTUM ET DE L'ANUS, par le Dr Daniel Mollière, chirurgien en chef désigné de l'Hôtel-Dieu de Lyon. 1 vol. in-8o de 782 pages. . . . . 12 fr.

TRAITÉ DES MALADIES DES REINS ET DES ALTÉRATIONS PATHOLOGIQUES DE L'URINE, par le Dr Lecorché, médecin des hôpitaux, etc. 1 vol. in-8o de 849 pages . . . . 12 fr.

TRAITÉ DU DIABÈTE, par M. le Dr Lecorché, professeur agrégé à la Faculté de médecine, médecin des hôpitaux, 1 fort vol. in-8o. . . 10 fr.

www.ingramcontent.com/pod-product-compliance
Ingram Content Group UK Ltd.
Pitfield, Milton Keynes, MK11 3LW, UK
UKHW020202250726
13967UKWH00003B/1210